AF385603

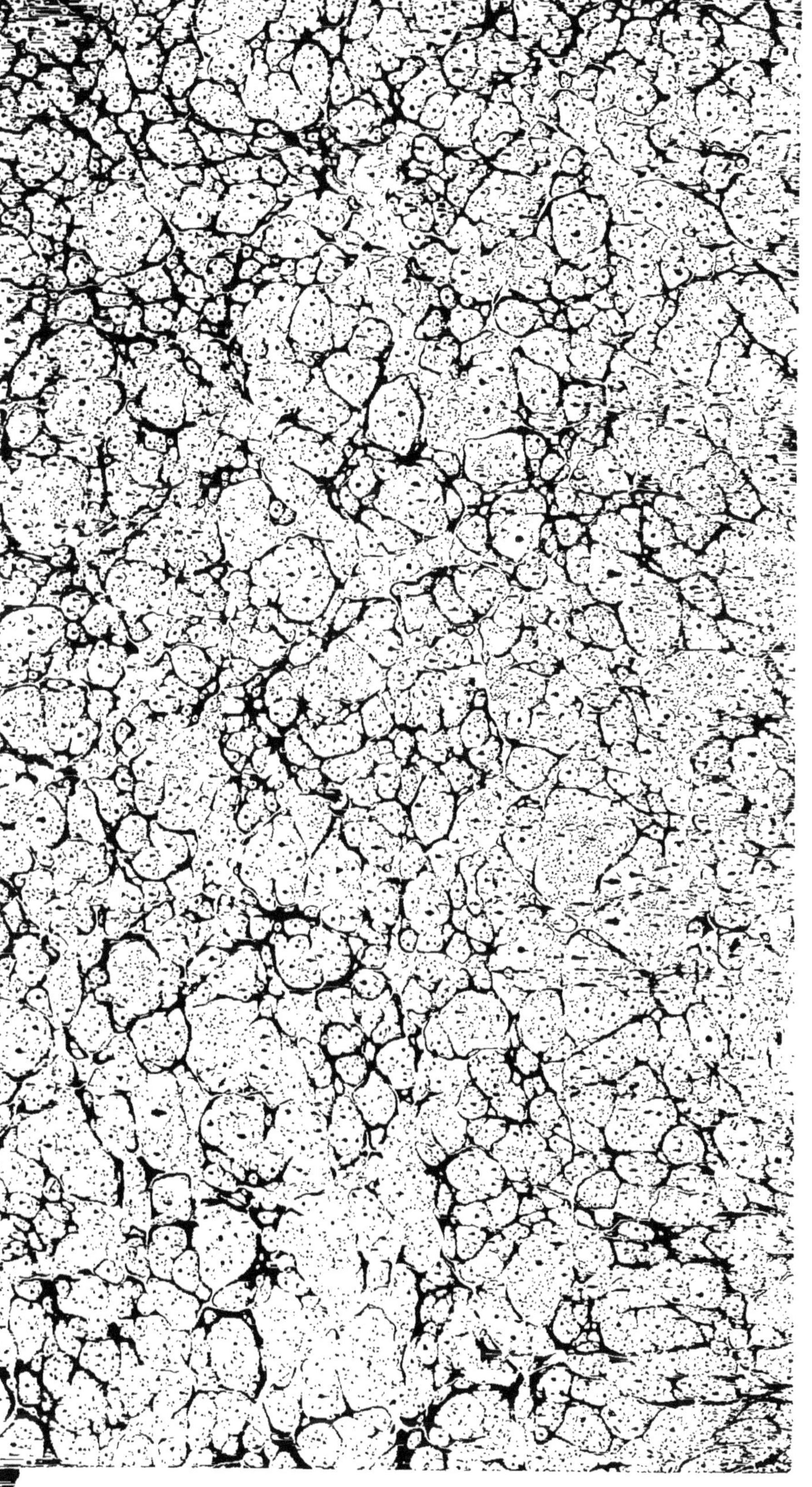

DE LA
BEAUTÉ HUMAINE,

SPÉCIALEMENT

CHEZ LA FEMME.

OUVRAGES DE M. DEBAY,

En vente chez les mêmes Libraires.

---

	f.	c.
Hygiène complète des cheveux et de la Barbe.	1	50
Hygiène du Visage et de la Peau.	2	50
Hygiène des Pieds et des Mains, de la Poitrine et de la Taille. . .	1	50
Hygiène de la Voix (sous presse). .	1	50
Hygiène et Perfectionnement de la beauté humaine.	2	50
Hygiène des Baigneurs. . . .	2	»»
Hygiène du Mariage.	2	50
Philosophie du Mariage. . . .	2	50
Les Parfums et les Fleurs considérés comme auxiliaires de la beauté.	2	50
Les Métamorphoses humaines, 12 gravures.	3	»»

HYGIÈNE GÉNÉRALE.

DE LA

BEAUTÉ HUMAINE,

SPÉCIALEMENT

CHEZ LA FEMME,

De son Perfectionnement, de sa Conservation et des Moyens de prévenir ou de combattre sa dégradation.

Alimentation, Nutrition localisée, Orthopédie, Gymnastique, Physiognomonie, etc.

Par A. Debay.

PARIS,

Chez MOQUET, libraire, rue de la Harpe, 90;
Et chez MASSON, libraire, rue de l'Ancienne-Comédie, 26.

DE LA BEAUTÉ.

Toi, que l'antiquité fit éclore des ondes,
Qui descendis des cieux et règnes sur les mondes,
Toi, qu'après la bonté, l'homme chérit le mieux,
Toi, qui naquis un jour du sourire des Dieux,
BEAUTÉ je te salue !......

DELILLE.

Le poète Lucrèce avait dit :

« Volupté des dieux et des hommes, ô Vénus! Sous la voûte resplendissante d'étoiles innombrables, au sein des mers et sur les champs que dorent les moissons, tu répands également tes bienfaits. C'est toi qui donne la vie à tous les êtres, qui ouvre leurs yeux à la brillante lumière du soleil. O Déesse de la beauté ! devant toi les aquilons se taisent, les nuages se dissipent, le ciel découvre son riant azur, et la terre, pour fêter, se pare de mille fleurs.... »

1

L'antiquité païenne divinisa la beauté dont le culte se répandit chez toutes les nations, culte aimable toujours entouré de sourires et d'amours, de poésie et de fleurs. Si, chez nous, peuples modernes, la beauté n'est plus une divinité adorée dans nos temples, on ne saurait nier qu'elle ne soit une idole à laquelle on sacrifie sans cesse et toujours; car de la beauté naît l'amour, et l'amour est le souffle que Dieu lança pour féconder l'univers. Cependant, il existe des êtres si absurdes, si jaloux des joies et des plaisirs les plus innocents, qu'ils supprimeraient l'amour et la beauté, s'ils pouvaient avoir un instant la direction de notre planète. Fermons à jamais l'oreille à ces voix hypocrites ou insensées, fuyons ces êtres chagrins, ces sages par impuissance; leur haine contre ce qui fait le bonheur et l'ornement du monde restera toujours stérile; ils ne méritent que mépris ou pitié.

CHAPITRE Ier.

APERÇU ANTHROPOLOGIQUE.
FEMME ET HOMME PRIMITIFS,

Progrès successifs de la Famille humaine dans l'ordre physique et intellectuel.

De même que toutes les choses perfectibles la beauté humaine est soumise à la loi du progrès ; la beauté de la forme se perfectionne, se conserve, se dégrade, selon les climats et milieux que l'homme habite, selon la richesse et l'exposition du sol, selon les mœurs, les institutions et le degré de civilisation plus ou moins favorables au complet développement de son organisation physique.

Les premières familles humaines qui peuplèrent la terre étaient loin d'offrir l'*eumorphie* ou beauté de formes, qui distingua, plus tard, les nations civilisées ; c'est ce que nous allons essayer de démontrer. Mais, pour donner la raison de ces faits, il est indispensable de tracer le tableau résumé de la succession des êtres sur le globe terrestre, au point de vue des grands naturalistes. Laissant donc de côté les cosmogonies anciennes et les vieux livres génésiaques des diverses religions, qui traitent de l'anthropogénie, à leur manière, selon les lumières du temps et le but que leurs auteurs se proposaient d'atteindre, nous ouvrirons le grand livre de la nature et y trouverons écrit ces vérités : *La vie marche toujours du simple au composé.* D'abord, la vie par absorption capillaire, vie végétative attachée invariablement au sol ; puis la vie un peu plus développée du zoophyte, vie mixte entre la plante et l'animal ; ensuite la vie des êtres d'un ordre plus avancé, qui se meuvent et

ont l'instinct de conservation ; immédiatement après celle des grands animaux avec
des instincts plus développés, enfin la vie de
l'homme, la plus complète de toutes, et qui
doit être considérée comme le dernier et sublime effort de la force créatrice.

C'est aux études géologiques de nos savants
modernes que nous devons la connaissance de
ces vérités; l'autopsie terrestre leur a découvert le vaste monde des fossiles autrefois vivant à la lumière, et aujourd'hui enfoui dans
les entrailles de la terre, par couches succes-
sives, toujours du simple au composé, c'est-
à-dire les êtres de l'ordre supérieur superposés
aux êtres de l'ordre immédiatement inférieur.
Parmi les débris des innombrables existences
anté-diluviennes, les traces de l'homme ne se
rencontrent nulle part; sa création est donc
postérieure aux grands cataclysmes qui, dans
les temps primordiaux, ont bouleversé le
globe. Une foule d'espèces différentes devaient
naître, se succéder, disparaître, pour préparer
les milieux et les rendre propres à la vie des
espèces aujourd'hui existantes. Tous ces faits
démontrent qu'il est dans l'essence de la force

créatrice de ne procéder que par degrés successifs, sans interruption intermédiaire, et que l'ordre immuable, absolu, qui est l'attribut de cette force, rend impossible l'évolution animale C, sans que les évolutions A et B n'aient préalablement eu lieu. C'est en vertu de cette loi immuable que l'immense chaîne des êtres est composée d'anneaux parfaitement gradués et se succédant les uns aux autres, sans aucune interruption dans la continuité. Or, le zoophyte est le premier anneau de cette chaîne et l'homme en est le dernier ; en d'autres termes : le zoophyte représente la vie animale à son point de départ, les autres animaux, dans leur ordre successif, représentent chaque progrès jusqu'à l'homme qui s'offre comme la dernière évolution ou le terme le plus avancé de la vie animale.

Partant de ce principe, l'espèce humaine est irréfragablement soumise à la loi de progression ; très-imparfaite d'abord, elle a dû marcher de progrès en progrès pour arriver au point qu'elle atteignit plus tard. Et, en effet, l'induction anthropologique semble affirmer que les premiers bimanes ou hommes des premiers temps, différaient peu de l'espèce immédiatement au-dessous d'eux. Semblables aux êtres de l'échelon inférieur par les besoins de l'organisation, ils ne s'en éloignaient que par le développement et la perfectibilité des organes cérébraux. Sans cesse en lutte contre les éléments, les intempéries et les animaux qui leur disputaient une proie, ils vécurent long-temps dominés par l'instinct de conservation et sans cesse occupés à chercher des aliments et un abri. Que de siècles durent s'écouler avant que l'espèce humaine, formée d'abord de familles isolées, errantes, put se réunir en peuplades et enfin se constituer en nations puissantes ! Que de siècles !.. Les traditions, toujours grossies de fables, la théologie et la métaphysique la plus subtile sont impuissantes à déterminer les époques de la nature ; il n'appartient qu'aux savants géo-ethnographes de préciser les révolutions du globe et de supputer la succession des temps qui se sont écoulés, depuis l'apparition de la première famille humaine jusqu'à la fondation du premier empire. Il résulte de leurs travaux que loin de déroger à la loi de progression qui régit l'univers, l'homme en est au contraire l'éclatante manifestation; et l'on doit conclure que l'homme primitif, vivant sous la dépendance de l'instinct ne pouvait être arrivé d'emblée au point de perfection qu'il atteignit plus tard, à moins de le faire sortir du sol, comme Minerve tout armée du front de Jupiter, fables qui n'ont plus cours au temps où nous vivons.

Nous nous hâtons de terminer une digression beaucoup trop aride pour un ouvrage tel que celui-ci, et renvoyons les lecteurs qui désireraient de plus amples détails sur la formation du globe terrestre à notre *Histoire des Métamorphoses humaines* (1).

Après une longue suite de siècles, lorsque, par leurs continuelles migrations, les familles humaines eurent peuplé diverses régions du globe, les races se constituèrent selon le degré de latitude et les qualités du sol. C'est alors que la forme humaine acquit un beau développement, se perfectionna dans certaines

---

(1) *Histoire des Métamorphoses humaines et des Monstruosités*, 1 gros vol., orné de 12 grav. Prix : 3 fr. 50 cent., chez Moquet, rue Laharpe, 90, à Paris.

contrées, tandis que dans d'autres elle resta
à son type primitif ou se dégrada sous l'influence des causes altérantes.

Il est unanimement constaté que les habitants des zones tempérées sont, en général
mieux faits et plus intelligents que les peuplades rabougries des zones glaciales, et que
les populations énervées des climats ardents.
Les pays fertiles, bien exposés, fournissant à
leurs habitants une nourriture saine et abondante, sont des plus favorables à la beauté humaine, tandis que les contrées stériles, mal-
saines s'opposent à son développement et la
dégradent. Les nations où les mœurs et la liberté règnent, où les institutions gymnastiques sont en honneur, se font remarquer par
la force et la beauté physique, le courage et
toutes les vertus. Tels furent les Grecs et les
Romains, à qui nous devons notre civilisation
moderne. Les Grecs surtout, aux temps de
leurs glorieuses républiques, atteignirent le
point culminant de la beauté. Ce fut Solon,
ce fameux législateur d'Athènes, qui, le premier, posa les bases d'un plan d'éducation
propre à perfectionner l'homme. Les lois qu'il

fit à cet égard avaient deux objets, dont l'un était de donner la santé, la force et la vigueur aux organes par la frugalité et la gymnastique, et l'autre était d'orner l'esprit, et de former les mœurs par l'éloquence et la morale. Les marbres qui nous sont parvenus de ce peuple d'artistes, nous offrent la forme humaine dans sa beauté presque idéale. Les Égyptiens, au contraire, aveugles esclaves, attelés au joug d'une lourde théocratie ne franchirent jamais les limites de leur organisation physique primitive, ils restèrent constamment laids, lorsque les Grecs, dont ils étaient les ancêtres, devinrent beaux, grands, superbes ! Il en fut de même pour les autres peuples qui, à l'amour des arts, joignirent celui de la liberté.

Ainsi donc, il reste acquis à l'histoire naturelle de l'homme que la physionomie propre aux différents peuples de la terre, doit son origine à la nature du climat, du sol, des aliments et à l'état plus ou moins parfait de civilisation. Une vie toute sensuelle, à la manière des brutes, et continuée pendant des siècles sur des plages brûlées du soleil, ont déformé le visage du nègre et allongé ses mâchoires en museau. Les froids excessifs des régions polaires ont également aplati la face de leurs habitants et arrêté le développement de leur charpente osseuse. Au contraire, la vie civilisée sous des cieux tempérés, dans un sol fertile, donne aux hommes un visage droit et régulier, un corps bien fait et de larges facultés intellectuelles. Après qu'une longue habitude eut modifié l'organisation primitive et naturalisé l'organisation acquise, le cachet physionomique des diverses races humaines resta désormais indélébile. Néanmoins la constitution éprouva toujours l'influence très-marquée des aliments et des lieux ; aussi les habitants des heureux climats du Péloponèse, de l'Ionie, de l'Espagne, de l'Italie, de la France méridionale, etc., sont naturellement beaux, vifs et dispos, tandis que les peuples qui habitent les vallées marécageuses ou qui respirent incessamment un air humide, épais, tels que les anciens Béotiens, les Belges, les Hollandais, etc., sont, en général, d'une constitution lourde. Un climat doux, uniforme imprime aux traits et aux caractères sa dou-

ceur et son uniformité; les peuples qui habitent les magnifiques plateaux de l'Asie en
offrent un exemple. L'air vif et pur des montagnes rend l'homme robuste, agile, fier,
âpre et sauvage : Les Spartiates, les Helvé-
tiens, les populations des Pyrénées, du Cau-
case, etc., joignent à une grande énergie
physique un invincible amour pour la liberté.

C'est, en grande partie, à l'influence du climat qu'est due la différence dans le caractère
des nations, et cette différence est d'autant
plus tranchée que l'influence climatérique est
plus puissante. De là sont nés ces proverbes
dessinant la physionomie de chaque nation :
— Le Français, de même que l'ancien Grec,
est léger, mobile, inconstant, mais spirituel,
aimable et d'une politesse recherchée. —
L'Anglais est froid, positif, grand, généreux
et dévoué lorsqu'il s'agit de l'intérêt de son
pays, — L'Espagnol se montre grave et su-
perbe. — L'Italien souple, adroit. — Le Hollandais flegmatique. — L'Allemand abstrait,
réfléchi, opiniâtre. — Le Russe offre, dans un
corps robuste, la grandeur d'âme des peuples
primitifs. — Le Turc est grave, posé et d'une

bonne foi proverbiale. — L'Arabe sec, nerveux, est défiant, emporté, indomptable, etc., etc.

Les aliments et boissons exercent une immense influence sur l'organisation, puisque ce sont eux qui entretiennent la vie, en réparant les pertes que le corps fait incessamment par les excrétions. La *bromatologie* ou art des aliments est une des parties essentielles de l'hygiène des formes, car c'est au moyen des aliments et du régime qu'on peut changer complètement les formes, les augmenter, les diminuer ; diriger la nutrition sur tel tissus, tel système, en priver tel ou tel autre, activer la vie, la précipiter ou la retarder, etc. Or, cette partie de notre ouvrage exigeant d'amples détails, nous lui consacrerons, plus loin, un chapitre spécial.

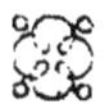

CHAPITRE II.

—

DÉFINITIONS DE LA BEAUTÉ PHYSIQUE EN GÉNÉRAL.

Qu'est-ce que la beauté?

Cette question si simple, si facile à résoudre, en apparence, a été cependant l'écueil de beaucoup de savants qui n'ont pu l'encadrer dans une définition strictement logique; et cela parce que les qualités qui constituent la beauté, loin d'être les mêmes pour tous, varient au contraire, selon les peuples et les choses, selon les hommes et leur degré d'aptitude à saisir, à discerner. En effet, ce qui est beau pour telle nation ne l'est point pour telle autre ; ce qui embellit cette chose enlaidirait cette autre ; les beautés isolées et la beauté d'ensemble que saisissent, au premier coup-d'œil, l'artiste et le connaisseur, restent à jamais cachées aux yeux du vulgaire ignorant, etc., etc.

La plupart des philosophes anciens et modernes ont défini la beauté d'une manière si obscure qu'il est difficile d'en avoir une idée nette. Les définitions spiritualistes sont toujours si vagues, si ambigues, si profondément nébuleuses que, loin d'élucider la question, elles ne font que l'obscurcir, l'embrouiller. Ainsi, par exemple, quand Platon nous dit :

« Le beau, c'est la splendeur du vrai. » puis il ajoute : — « Il est impossible que les
» choses qui sont réellement belles, ne nous
» paraissent pas belles, surtout lorsqu'elles
» sont douées de ce qui fait qu'elles nous
» paraissent belles. »

Cela nous fait-il connaître les qualités essentielles de la beauté ? Et dans cette autre définition d'un spiritualiste moderne :

« La beauté proprement dite, c'est l'essence de l'esprit. » Y voyons-nous plus clair ?

O physique! disait Newton, *préserve-moi de la métaphysique.*

Cette prière du savant illustre est la plus mordante épigramme faite contre ceux qui, abandonnant le monde sensible, s'élancent imprudemment dans l'infini sans guide ni boussole. Ils peuvent se comprendre eux-mêmes, mais, à coup sûr, ils restent incompris de la foule.

L'idée de beauté ne pouvant être exactement la même pour toutes les intelligences, puisque les qualités constituantes de la beauté sont diversement appréciées, il devait en résulter une variété de définitions dont nous rapporterons les principales.

— La beauté du corps consiste dans l'*eurythmie* ou proportions, dans la symétrie, les rapports des parties et l'harmonie de l'ensemble.

— La beauté est un tout parfait dans sa forme, ses proportions, ses rapports et sa couleur.

— La beauté réside dans le parfait rapport des parties avec le tout et du tout avec les parties.

— La beauté est une qualité des corps qui agit mécaniquement sur l'esprit par l'intervention des sens, et force à l'admiration.

— La beauté n'est autre chose que la puissance d'un objet à exciter en nous la perception des rapports.

Comme on le voit, toutes ces définitions laissent à désirer et ne sont que l'expression des diverses manières de sentir des hommes de goût qui les ont formulées.

Selon nous, la beauté physique est la réunion des qualités propres à impressionner, d'une manière agréable, les sens et l'âme, c'est-à-dire, la réunion des qualités propres à charmer les yeux et à inspirer un sentiment d'admiration ou d'amour.

Cette définition, plus générale que les précédentes, embrasse, d'une part, toutes les conditions exigées, telles que régularité symétrique dans les formes et les lignes ; harmonie dans les proportions, les rapports et les couleurs ; enfin l'expression, l'agrément ou la grâce. D'une autre part, elle s'accorde parfaitement avec l'idée que les hommes de tous pays peuvent avoir de la beauté et rend aussi les diverses impressions que la vue peut leur faire éprouver.

La définition donnée, il nous reste à décrire sommairement les diverses qualités que nous venons d'énumérer.

Formes, Proportions, Rapports.

La **forme** résulte de la surface, des lignes et des contours ; elle est une des manifestations ou propriétés de la matière.

La **proportion** se traduit par l'équilibre symétrique des diverses parties d'un tout.

Les **rapports** ne sont que la liaison parfaite des parties entr'elles et de leurs rapports, de manière à composer un tout harmonieux.

La beauté des formes l'emporte sur celle des couleurs, parce qu'il y a dans l'ondulation des lignes et la souplesse des contours un attrait qui caresse les yeux, un charme qui séduit, une volupté qui enivre. C'est pour cela qu'une belle statue impressionnera plus vivement qu'une belle peinture. Cette supériorité de la forme sur la couleur ressort de plusieurs traits historiques incontestables.

Timothée, allant disputer le prix aux jeux

olympiques, attire l'admiration de tous les spectateurs par la fraîche couleur de son visage ; mais lorsqu'il s'est dépouillé de ses vêtements, pour entrer dans la lice, tous les yeux se fixent sur son corps dont les admirables proportions l'emportaient sur la fraîcheur et la beauté du visage.

L'effet électrique, produit par le beau corps de Phryné sur ses juges, est une autre preuve éclatante de la puissance de la beauté des formes, car, Phryné avait la peau jaunâtre, comme l'indique son nom.

Couleur. — La couleur, quoique moins indispensable à la beauté que la forme, est celle des qualités que l'œil aperçoit de prime-abord et saisit plus aisément ; tout le monde la distingue et l'apprécie, tandis qu'il n'en est pas ainsi pour la forme, l'expression et la grâce, qui demandent une certaine aptitude et des connaissances. Une belle carnation, un beau teint, dans l'échelle chromatique de la beauté est une parure de premier ordre. L'admiration qu'une belle carnation nous cause dépend autant de la couleur que de l'idée qu'elle fait naître d'une riche santé.

Les diverses teintes qui composent la couleur de la peau ne doivent pas être trop prononcées; les teintes les plus douces et les
mieux fondues sont les plus belles. Dans un
beau teint, le blanc, le rose et l'azur des vei-
nules s'isolent, s'allient et se fondent par des
nuances insensibles; la couleur noire des cils,
sourcils et cheveux tranche sur l'albâtre de la
peau et en fait ressortir la blancheur. C'est
pour ce motif que la peau blanche de la femme
brune a plus d'éclat que celle de la blonde.

L'expression ou manifestation extérieure
des impressions de l'âme est à proprement
parler le langage des muscles. Les poses, les
attitudes, les gestes, les divers mouvements
de la tête et des membres ont un langage qui,
soumis à des règles, compose la mimique.
C'est surtout dans les yeux et les traits du
visage que viennent se réfléchir les affections
psychiques. D'après nos habiles physionomistes, la plus belle expression du visage résulte d'un mélange égal de joie, d'amour et de
douceur. Un beau visage, avec une expression
dure ou déplaisante, perd la moitié de ses
charmes. Un visage immobile semble privé de

vie. Le mouvement et l'expression animent la forme humaine, le repos absolu la pétrifie.

Grâces. — Les anciens Grecs représentaient les grâces comme compagnes inséparables de Vénus ; voulant indiquer par cette allégorie qu'elles faisaient partie intégrante de la beauté parfaite, et qu'elles en étaient le plus précieux ornement, l'attrait le plus délicat. Hésiode les avait dénommées : *Aglaé*, c'est-à-dire beauté brillante ; — *Euphrosine*, beauté douce et tendre ; — *Thalie*, beauté pleine de vivacité. Le corps de ces charmantes Déesses était couvert d'une robe légère et transparente, afin qu'on put admirer leur taille souple et déliée ; toujours jeunes et riantes, simples et modestes, elles se tenaient par la main et ne se quittaient jamais.

Les grâces ornent l'esprit et le corps ; elles se rencontrent dans toutes les manifestations de la vie, aussi bien dans le langage parlé que dans le langage d'action ; on les retrouve dans les diverses expressions physionomiques, dans le jet des draperies, les ajustements et parures. Ce sont elles qui donnent la rondeur aux mouvements, la légèreté à la démarche, la souplesse aux membres, la facilité aux gestes, l'aisance au maintien, aux manières; l'élégance aux attitudes et aux poses, etc. Jetées comme une gaze légère sur la forme humaine, les grâces font deviner une éducation soignée, une intelligence ouverte et une harmonieuse consonnance du physique et du moral.

Il y a une grâce semée sur chaque trait et attachée à chaque mouvement du corps; c'est cette grâce qui plaît et séduit, qui captive les yeux et allume l'amour. Si les Françaises, sans être les plus belles, l'emportent sur les autres femmes du monde, c'est parce qu'elles sont les plus gracieuses. Il résulte de ce que nous venons de dire que la grâce est le complément indispensable de la beauté : elle est au corps ce que les parfums sont aux fleurs.

Nous terminerons, toutefois, cette argumentation, en avouant qu'une définition de la beauté ne saurait être mathématique, attendu que l'exacte appréciation de la beauté est une affaire de goût, de sentiment et d'aptitude.

L'idée que les anciens avaient de la beauté

était grande, élevée; ils ne la considéraient
pas simplement, chez l'homme, comme un
assemblage symétrique de perfections matérielles, ils la complétaient par l'adjonction
des perfections morales. En effet, la beauté
ne consiste pas dans telles formes, telles proportions déterminées, mais dans l'harmonie
et les rapports de ces formes avec l'ensemble
des fonctions et facultés de l'individu; ce qui
conduit logiquement à cette conséquence que
la beauté est l'expression sensible des perfections de l'être.

Plusieurs philosophes de l'antiquité pen-
saient que la beauté réelle excluait généralement les vices et les passions mauvaises; que
la laideur, au contraire, les laissait pressentir. Ce qui est beau est bon, disaient-ils, hormis les exceptions; et c'est, sans doute, la
vérité bien reconnue de ce principe, qui a fait
que, dans tous les temps, la beauté exerça
une puissance irrésistible sur les hommes.

Ce fut surtout en Grèce que la beauté obtint les plus éclatants triomphes. Dans aucun
pays du monde elle ne reçut de plus brillants
hommages et n'inspira un plus ardent enthou-

siasme. Là, une belle femme était l'objet d'un culte réel ; on la déïfiait. Les artistes s'empressaient de multiplier les marbres qui la représentaient, les historiens et les poètes lui assuraient l'immortalité. Ouvrez l'histoire et voyez Laïs subjuguant, par ses charmes, les vertus les plus austères, les cœurs les plus insensibles ; Aspasie attirant autour d'elle les plus grandes célébrités de son époque et faisant éclore les merveilles du siècle de Périclès ; Phryné désarmant ses juges éblouis de sa beauté ; Lamia, rivant des chaînes à l'inconstant Démétrius ; Rhodope, épousant Prammeticus et montant sur le trône des Pharaons ; et tant d'autres beautés célèbres qui obtinrent des autels.

Plusieurs influences contribuèrent puissamment à perfectionner la beauté physique parmi les Grecs : d'abord les soins auxquels la femme était assujétie pendant sa grossesse ; les vêtements amples, sans ligature et n'exerçant aucune compression ; les charmantes sculptures qui frappaient sans cesse ses regards et lui offraient la forme humaine dans toute sa beauté. Et puis, la gymnastique, faisant partie de l'éducation publique ; les jeunes hommes s'exerçant, nus, dans les gymnases ; les femmes Spartiates se disputant le prix de la lutte, sans autre voile que celui de la pudeur, et fournissant d'excellents modèles aux artistes ; enfin, l'amour, la passion qui animait ce peuple pour la beauté et qui le porta à ériger des honneurs incroyables à ceux qui la possédaient au suprême degré. Tout cela dut nécessairement perfectionner la race des Hellènes. Parmi les exemples d'honneurs décernés à la beauté, on cite celui de Phryné dont la statue était adorée dans le temple de Delphes, et celui de Philippe de Crotone qui, déifié de son vivant par les habitants de Ségeste, reçut un culte et des sacrifices.

Tel était chez la nation grecque l'empire de la beauté, qu'on défendait aux artistes, sous des peines sévères, de représenter des personnes laides ou des sujets grotesques ; tandis que d'un autre côté les législateurs cherchaient à perpétuer, par l'émulation et les récompenses, l'amour du beau, en instituant des fêtes où les deux sexes venaient se disputer le prix de la beauté. A Lesbos, à

Ténédos, à Elis, à Mégare et autres villes du Péloponèse, celui ou celle qui obtenait le prix était porté en triomphe et recevait des honneurs presque divins.

Et qu'on n'aille pas croire que ces récompenses fussent décernées à la beauté de l'enveloppe seule; les Grecs étaient trop justes appréciateurs et juges trop éclairés pour en agir de la sorte. Aussi, lisons-nous cette sentence prononcée par le juge en couronnant le vainqueur :

« Celui-là seul a mérité le prix de la beauté qui renferme une âme vertueuse dans un corps plein de vigueur et de beauté. »

« Celle-là seule est digne du prix, qui joint à la beauté du corps celle de l'âme. »

Nous nous rangeons à l'opinion de ceux qui professent que la beauté est ordinairement inséparable de la santé et de la bonté; qu'une belle personne, dans toute l'extension du mot, doit réunir les qualités physiques et morales propres à attirer l'admiration, la sympathie, l'amour; parce qu'une personne bien organisée physiquement doit l'être aussi moralement. Une telle organisation annonce, en général, la paix du cœur, la sérénité de l'âme, des penchants aimables, des passions douces et d'heureuses dispositions pour ses semblables.

Une belle personne ne saurait donc être vicieuse par nature, sauf l'exception; et si, dans notre société, il n'est pas rare de voir le contraire, c'est-à-dire de rencontrer un beau corps cachant une âme perverse, il ne faut pas en accuser la nature, mais bien la société elle-même qui, par ses mille influences, a détruit l'harmonie du charmant ouvrage de la nature; la société vicieuse qui, de son souffle impur, a gâté le cœur sans endommager l'enveloppe, qui a tari le parfum sans ternir la couleur.

Beauté localisée. — Chaque objet, chaque être, qu'il soit le produit de la nature ou de l'art, peut offrir un ensemble harmonieux : une fleur, un édifice, un animal ont un genre de beauté qui leur est propre. Dans la beauté localisée à la forme humaine, le concours des lignes courbes ou ondoyantes, des proportions et des rapports, des couleurs et des teintes est indispensable. On a dit que les lignes courbes étaient à la beauté ce que la lumière est au jour. En effet, si l'on part d'un type qui les réunit harmonieusement, comme les marbres de Vénus et d'Apollon, pour descendre au type le plus laid, celui de Vulcain et des Gorgones, on aperçoit les courbes diminuer graduellement, devenir rares et se convertir en lignes droites, d'où résultent les formes sèches, anguleuses, grotesques, caricaturales.

Ce contraste des lignes courbes et droites n'avait point échappé à notre grand versificateur Delille qui, au sujet de l'imagination, s'exprime ainsi :

. . . .

Des formes dont les traits la séduisent toujours,
La courbe, par sa grâce et ses moëlleux contours,
Rit le plus à ses yeux. Dans leurs bornes prescrites,
Les angles, les carrés font trop voir les limites,
Et dans l'allongement de son cours ennuyeux,
La triste ligne droite importune les yeux;
Mais sur d'heureux contours glissant avec mollesse,
D'une courbe facile elle aime la souplesse.

Beauté relative.

Selon les âges, les sexes, les climats et les races, les caractères de la beauté varient. —

L'enfance, la jeunesse, la virilité et la vieillesse ont chacune leur beauté relative. — La
beauté féminine diffère complètement de la
beauté masculine. — Les races blanches,
jaunes, bronzées, noires, possèdent chacune
un genre de beauté spéciale à leur type; d'où
il résulte que ce qui est beau pour l'une serait très-laid pour l'autre. Ainsi, l'européen
regarde la blancheur de la peau comme une
qualité; le nègre n'estime qu'une peau noire.
Le premier peint ses diables en noir, pour les
rendre plus hideux; le second les enveloppe
d'une peau blanche. — La forme ovale du
visage est la plus belle, selon nous, tandis
que c'est la forme ronde pour les Kalmouks.
— Les beaux yeux bien fendus et gardant la
ligne horizontale sont pour les européens
une perfection, le Chinois les méprise souve-
rainement et n'aime que les yeux obliques à
demi-ouverts, etc., etc.

Cette variété d'opinions s'explique aisément : il est naturel, en effet, que chaque
race, chaque peuple soit persuadé de la supériorité de son physique, et cela est tellement
vrai que toutes les nations ont donné et don-

ment encore aux Dieux qu'ils représentent, leur physionomie et même leurs vêtements.

Les charmantes divinités olympiennes font reconnaître un peuple d'artistes, chez lequel la beauté des formes avait acquis un haut degré de perfection. La figure des Dieux Scythes et des autres peuples barbares annonçaient une organisation inférieure à celle des Grecs. L'Ethiopien, le Cafre et toute la race nègre fabrique ses Dieux sur son modèle avec un nez écaché, de grosses lèvres, des pommettes saillantes, etc.

Les Dieux Chinois sont obèses à l'instar des plus gros mandarins; les Déesses, au contraire, sont émaciées, parce qu'en Chine les conditions de beauté sont la corpulence chez l'homme et la maigreur chez la femme. Il en est ainsi partout, le type national est le plus beau; la forme qui s'en éloigne est imparfaite.

Maintenant, si nous envisageons la beauté relative sous son second aspect, nous voyons qu'elle dépend encore du mode impressionnel propre à chaque individu, c'est-à-dire que celui-ci trouve dans telle physionomie un attrait séduisant, un charme qui l'attire et le force à l'admiration, à l'amour, tandis que celui-là n'y découvre rien qui puisse réveiller en lui des sentiments analogues; de telle sorte que l'un se passionne et l'autre reste indifférent pour le même objet. Ces deux modes d'être affecté ont leur source dans une sage loi de la nature; car si les qualités de la beauté étaient les mêmes pour tous les hommes et les impressionnaient de la même manière, il n'y aurait alors d'admiration, d'amour que pour les quelques sujets qui réuniraient ces qualités, et la nature a voulu au contraire que tous les êtres s'attirassent les uns vers les autres, pour se charmer et s'aimer réciproquement; c'est dans ce but qu'elle imprima au cœur des deux sexes un mode différent d'être affecté, un mode différent de sentir. Et, en effet, il n'existe peut-être pas deux individus sur la terre qui envisagent strictement de la même manière les mêmes rapports dans un même objet. Celui-ci aperçoit des rapports qui ne frappent point celui-là, et celui-là découvre d'autres rapports tout-à-fait cachés à celui-ci; d'où résuite la diversité des sensations, des goûts, des sympathies, etc.

Beauté de Convention.

Ce genre de beauté, qui a quelques rapports avec la beauté relative, est particulier aux climats, aux mœurs, aux habitudes et au degré de barbarie ou de civilisation des peuples. Aucune nation n'est exempte des bizarreries de cette beauté conventionnelle ; depuis la mince et délicate parisienne qui se déforme la taille sous l'étreinte d'un corset jusqu'à l'épaisse Hottentote qui s'écrase le nez, s'agrandit la bouche, s'allonge les oreilles et les seins, tous les peuples lui paient un tribut ; c'est ce que nous allons démontrer dans une rapide esquisse :

Il est d'usage immémorial, parmi les indigènes de plusieurs contrées d'Asie et d'Amérique, de travailler, de malaxer les os du crâne des enfants à la mamelle, pour donner à leur tête une forme nationale réputée la plus belle. Telle est la cause des divers peuples et peuplades à têtes allongées en melon, à têtes carrées ou pyramidales, à têtes pointues ou applaties, avec une saillie monstrueuse des régions temporales.

Les Européens aiment un front large, élevé, bien découvert, tandis que les Péruviens, au contraire, n'estiment qu'un front étroit et déprimé ; leurs femmes, pour obtenir ce genre de beauté, emploient de violents moyens mécaniques et parviennent à leur but.

Les grands yeux à fleur de tête et ronds-ouverts, sont une beauté dans certains pays ; les Lapons et les Esquimaux aiment, au contraire, les yeux demi-fermés. Chez les Chinois, ainsi qu'on l'a déjà dit, les yeux fendus obliquement, à paupière supérieure longue et tombante sont réputés les plus beaux.

Un nez proéminent est fort laid pour les peuples Tartares et Mongols ; aussi les mères ont-elles soin de l'applatir à leurs enfants à la mamelle. Les nègres et les races couleur de suie regardent un nez épaté et d'une affreuse largeur comme une perfection. Les Persans font consister sa beauté dans une noble longueur. Plusieurs peuples et peuplades percent la cloison du nez et y suspendent des ornements, des bijoux, comme cela se pratique,

chez nous, pour les oreilles. Les objets sus-
pendus sont quelquefois si lourds, que la cloison nasale s'allonge et tombe sur la lèvre
supérieure ; cet allongement hideux est une
beauté pour ces peuples. Dans d'autres contrées, c'est la lèvre inférieure qui jouit du pri-
vilége d'être percée d'un trou, pour y recevoir
les divers bijoux que la mode oblige à
porter.

Les dents blanches et bien rangées nous
semblent le principal ornement de la bouche ;
mais, tous les peuples ne pensent pas de même.
Ainsi, pour les Siamois, les dents noires sont
les plus belles ; ils ont soin chaque jour de les
noircir. — A Macassar, ce sont les dents
jaunes et rouges qui l'emportent sur les
noires et les blanches. Les femmes de Macassar passent une partie de la journée à
teindre leurs dents en rouge et en jaune, de
manière qu'une dent rouge succède à une
dent jaune et alternativement. — Chez les
Jaggas l'absence des deux dents incisives su-
périeures est une condition de beauté. La
femme qui n'aurait pas le courage de se les
faire arracher serait méprisée et ne trouve-

rait point à se marier. Beaucoup de femmes, poussées par la coquetterie ou le désir de plaire, s'arrachent quatre dents au lieu de deux, et sont sûres de trouver des adorateurs.

— Quelques nations estiment les petites oreilles; plusieurs autres les veulent d'une hideuse longueur. — Les habitants de l'ile de Pâques tiraillent le pavillon de l'oreille à leurs enfants, l'allongent autant que possible et le renversent à la façon de l'aîle rabattue d'un tricorne. — Les Ethiopiens recherchent les oreilles plates, larges et collées sur les os du crâne comme un espalier contre un mur. — Les Zélandais font consister la beauté de l'oreille dans l'énorme développement de son lobule. Ce lobule, quelquefois de la largeur de la main, est percé d'un trou oblong, destiné à recevoir des chevilles de bois, de la grosseur du poing; des fragments d'os ou de pierre, et des morceaux de fer du poids de plusieurs livres.

Ici on apprécie un cou gros, très-court et rentrant dans les épaules; — là c'est un cou mince, allongé qu'on recherche. — Dans quelques localités des Alpes un goître monstrueux a des charmes ; une femme sans goître ne trouve point d'épouseur.

La beauté de la poitrine des femmes varie aussi, selon les pays et les goûts. Chez les uns les seins proéminents, énormes, sont en faveur ; chez les autres ce sont les poitrines plates. — Les Bayadères de l'Inde enferment leurs seins dans des étuis d'écorce flexible pour en arrêter la croissance ; — Les almées d'Egypte et les bédouines les tiraillent pour les avoir longs et pendants.

Il n'y a pas, non plus, d'accord unanime pour la beauté de la taille. — Les Turcs, les Allemands recherchent l'embonpoint chez la femme ; les Japonais et les Chinois exigent la maigreur. Les premiers se passionnent pour des tailles épaisses et larges ; les seconds pour des tailles minces, étranglées. Du reste, nous ne saurions nous moquer de ces peuples, car, chez nous, Français, qui nous croyons maîtres passés en fait de bon goût, n'avons-nous pas placé la beauté tantôt dans une large taille, simulée par une ceinture se nouant sous les aisselles, et tantôt dans une taille de guêpe, dont la ridicule longueur empiétait sur le bassin.

Il est des pays où l'absence des muscles fessiers est une qualité ; en d'autres on fait peu de cas des femmes qui n'ont point une croupe Hottentote.

Les gros ventres ont été autrefois en faveur chez les Anglais ; à la même époque c'était la mode des ventres plats en France.

Plusieurs nations apprécient les jambes longues, effilées, tandis que d'autres préfèrent les jambes courtes et massives. Il en est de même pour les bras et les mains.

En Chine, on adore un pied épais et court, en Orient, on ne l'estime que lorsqu'il est large et plat. Les Français s'éprennent d'un pied mince et petit ; les Anglais d'un pied étroit et long. Relativement à la beauté de la peau, chaque race, chaque nation la place dans la couleur qui lui est propre ou dans les moyens factices qu'elle emploie pour la décorer. Ainsi, chez la race nègre la beauté de la peau est dans un noir d'ébène, chez les Caffres, les Papous, les Zembliens, etc., elle est dans la couleur de suie. Les naturels de l'Amérique, les peuples des cercles polaires, les races Tartare et Mongole ne voient la beauté que dans les peaux jaunes. Les Indiens n'apprécient que les peaux brunes, tandis que les Européens excluent toutes ces couleurs et proclament les peaux blanches, animées de teintes rosées, comme les seules vraiment belles. Une foule de peuples et de peuplades barbares cachent la teinte naturelle de leur peau sous un badigeonnage de diverses couleurs; les autres sous des marques indélébiles d'un tatouage général. Les Groënlendaises, pour paraître plus belles, se peignent le visage avec du jaune et du blanc. — Les Décanaises avec du jaune; de plus elles se rougissent les mains et les pieds. Les Zemblienne se tracent des lignes bleues au front et au menton; les Japonaises se teignent les paupières et les lèvres en bleu. Presque toutes les populations de l'Océanie et de la Polynésie ne voient de beauté que dans une peau tatouée. La peau du visage, de la poitrine, des bras, des jambes, et du corps entier est recouverte de dessins, plus ou moins bizarres, mais très-réguliers, faits au moyen de cailloux tranchants ou de pointes d'acier, de telle sorte que toute la surface cutanée de l'individu présente un bariolage complet de la tête aux pieds.

Enfin, une dernière preuve de la variabilité de la beauté conventionnelle nous est fournie par les traits suivants :

Dans la capitale d'Ethiopie se trouve la statue d'une femme dont la prodigieuse beauté lui valut un royaume et des honneurs divins. Cette statue, décrite par plusieurs voyageurs, offre une tête carrée à front fuyant, des pommettes saillantes, un nez écaché, une bouche énorme, des seins pendants et très-longs, une ceinture et un bassin très-large, un énorme développement de la région fessière, etc.

Dans la ville de Canton, il existe un tableau qui excite vivement l'admiration des Chinois ; ce tableau représente trois femmes nues, modèles de beauté, selon le goût du pays, et dont voici les principaux traits : les yeux sont petits, obliquement fendus et recouverts d'une énorme paupière supérieure ; le visage est aplati, large et le nez peu saillant ; le ventre proémine tandis que le reste du corps est d'une affreuse maigreur ; les pieds sont aussi courts qu'épais, et les doigts sont armés d'ongles monstrueux. A nos yeux, ce tableau représenterait trois femmes phthisiques ou émaciées par une longue et douloureuse maladie; pour les Chinois c'est, au contraire, la beauté dans sa perfection idéale.

Rubens, dans son jugement de Paris, a, certes, bien eu l'intention de peindre la beauté sous la forme la plus attrayante; mais, pour nous, Français, ses trois grâces, se disputant la pomme d'or, ressemblent beaucoup à trois grosses Flamandes, parce que le peintre était flamand et voyait la beauté du même œil que ses compatriotes.

Après ce qu'on vient de lire, peut-on affirmer qu'il existe une beauté réelle, absolue, qui se substitue à toutes les autres? Cette beauté réelle, que l'art et le bon goût ont découverte et formulée, est-elle la seule vraie? ou bien la beauté n'a-t-elle point de forme déterminée et ne dépend-elle que de la manière dont chaque race, chaque peuple, chaque individu reçoit ses impressions?

Voici, par exemple, une forme humaine regardée et estimée comme parfaitement belle par une moitié du monde, tandis que l'autre moitié la considère comme parfaitement laide ; de ces deux opinions quelle est la vraie, et de quel côté placer son choix pour faire pencher la balance ? La question devient encore plus embarrassante, et l'on ne peut logiquement la résoudre sans remonter à des causes éloignées.

Chaque peuple possède un caractère qui lui est propre, un instinct dominant qui le pousse vers telle direction, tel but. Ainsi, les Phéniciens, les Tyriens, les Carthaginois, exclusivement livrés au commerce, furent les marchands de l'ancien monde. — L'Inde et la Perse s'adonnaient à l'agriculture. — Les Scythes passaient pour des peuples guerriers et pasteurs. — L'Egyptien creusait des *hypogées* ou tombeaux, bâtissait des temples et fabriquait des Dieux plus ou moins grossiers. — Les Grecs, nation privilégiée au moral et au physique, furent les poètes et les artistes, par excellence, de leur époque. Doués d'un esprit juste, pénétrant, et d'une brillante imagination, ils surpassèrent ce qui avait été fait avant eux, et portèrent les arts, la statuaire surtout, à un tel dégré de perfection, que les civilisations subséquentes, ne trouvant rien à perfectionner dans l'art plastique, ne purent que copier les chefs-d'œuvre de ces maîtres, les égaler quelques fois, les surpasser jamais. Le génie des arts plastique et poétique forme le côté le plus saillant, la face la plus brillante de la civilisation grecque, et c'est à ce génie que nous devons les marbres, que semblent avoir respecté les siècles, pour les conserver à notre admiration. Les grands artistes de cette époque s'apercevant que la beauté parfaite n'existait point sur un seul individu, empruntèrent à différents modèles les perfections qu'ils y découvraient, pour en former un tout parfait auquel fut donné le nom de *beau collectif*. Ainsi, Zeuxis, prié par les Agrigentins, de peindre une Vénus, choisit, parmi cent jeunes filles d'Agrigente, sept modèles dans lesquelles il reconnut les perfections isolées qui lui étaient nécessaires pour composer un tout parfait. Les plus belles filles de la Grèce servirent de modèles à Scopas et à Praxitèle, lorsqu'ils s'immortalisèrent par leurs marbres représentant la mère des amours dans tout l'éclat de sa beauté. La Vénus de Médicis et l'Appollon du Belvédère, qu'on ne se lasse d'admirer, sont également le résumé des perfections de vingt modèles. Enfin, le statuaire Polyclète qui, dans le fameux concours des statues des Amazones, remporta le premier prix sur Phidias, établit définitivement les règles de proportions et de rapports qui constituent la beauté selon l'art; la statue qu'il exécuta, comme preuve de ce principe et pour servir de modèle, fut surnommée NORMA ou règle, par tous les artistes et, depuis cette époque jusqu'à nos jours, la règle établie par Polyclète n'a point varié; tout ce qui s'y conforme est jugé beau, tout ce qui s'en éloigne est jugé défectueux.

Avant de modeler cette fameuse statue, Polyclète voulut expérimenter si l'appréciation du beau était une faculté de l'âme, un sentiment inné, comme le prétendaient certains philosophes idéalistes. Il modela, en conséquence, deux statues, l'une d'après les avis de la multitude, l'autre selon les règles de l'art. Il écouta les conseils de tous ceux qui entraient dans son atelier; il modifia, changea, reforma, suivant les observations qu'on lui faisait et se conforma aux goûts divers. Enfin, le travail achevé, il exposa ses deux statues : l'une excita l'admiration du public et l'autre fut un objet de risée. Alors, Polyclète prenant la parole : La statue que vous critiquez, dit-il, est votre ouvrage, celle que vous admirez est le mien.

L'illustre Camper, si connu par ses travaux d'anatomie comparée et par ses études sur l'angle facial, prouve pertinemment que l'appréciation du beau peut bien quelquefois dépendre d'une aptitude particulière de l'esprit qu'on appelle *sentiment, goût, tact*, mais qu'elle se développe généralement par l'éducation et s'agrandit par l'étude des meilleures productions de l'art. Winkelmann et Raoul-Rochette, notre savant archéologue, affirment également qu'une étude raisonnée des chefs-d'œuvre de l'antiquité et des temps modernes, fait naître le sentiment du beau ou lui donne un essor prématuré. Les artistes de notre époque et tous ceux qui s'occupent d'arts partagent cette opinion. — Nous concluons donc, avec nos maîtres en *esthétique science des beaux-arts)*, que l'opinion des philosophes sur l'appréciation du beau comme *sentiment inné*, est complètement erronnée. Que l'aptitude à juger sainement de la beauté réelle ou selon l'art, fait défaut à la grande majorité des hommes, et que cette aptitude n'est dévolue qu'à un petit nombre d'indivi- dus privilégiés : l'expérience le confirme tous les jours.

Beauté réelle ou selon l'art.

D'après ce qui précède, la beauté réelle se trouvera dans la réunion, sur un même corps, des *proportions* et de leurs parfaits *rapports,* du mélange des *couleurs*, de *l'expression* et des *grâces*, qualités qui résument les perfec- tions sensibles de l'être humain.

Les deux premières qualités sont inhé- rentes à la matière, les deux autres dépen- dent de l'harmonieuse consonnance du lan- gage d'action et des divers mouvements de l'âme. La réunion de ces quatre qualités est indispensable pour constituer ce qu'on appelle la beauté réelle ou parfaite. Si l'une de ces qualités fait défaut, l'harmonie de l'ensemble est dérangée ; la beauté n'existe plus dans son entier. Ainsi, l'on voit souvent des personnes qui possèdent de beaux yeux, un front ouvert, un nez régulier, une jolie bouche. un corps bien fait, et ces personnes ont pourtant le malheur de déplaire ; la nature, en les comblant de ses dons, leur a refusé le plus précieux, c'est-à-dire les qualités de proportions et de rapports. Tous les traits, pris séparément, sont irréprochables, mais quelque chose manque, c'est le lien harmonieux qui doit les réunir. — D'autres personnes n'ayant rien de remarquable dans leurs traits, pris en détail, plaisent néanmoins et les yeux aiment à s'arrêter sur elles, parce que leurs traits réunissent certaines conditions d'harmonie et d'expression.

CHAPITRE III.

DE LA BEAUTÉ SELON LES SEXES.

La beauté physique ne saurait être la même pour l'un et l'autre sexe : les caractères qui la constituent chez l'homme, doivent être différents de ceux qui la déterminent chez la femme.

L'homme présente une charpente osseuse solidement construite, un système musculaire fortement accusé ; il a de robustes épaules, une poitrine large et carrée, le ventre applati, les hanches étroites, les bras et les jambes bien musclés et leurs extrémités tendineuses.

Les traits de son visage sont empreints d'une mâle énergie; son regard est fier, sa voix pleine et sonore, sa démarche assurée, en un mot, l'ensemble de son organisation annonce la force et la vigueur.

La femme offre une constitution plus délicate; sa charpente osseuse est moins forte, moins élevée, son système musculaire moins développé que celui de l'homme : son tempérament est plus humide et son organisation plus impressionnable. La douceur de sa voix, la chasteté de son regard, l'aménité de son sourire annoncent un être timide et tendre, aimant et dévoué. Sa peau satinée recouvre d'attrayantes formes; sa poitrine recèle de précieux trésors; sa taille est ravissante! La femme a les flancs larges, les hanches évasées, le ventre arrondi, les bras et les jambes délicieusement tournés ; tout est contours suaves, lignes ondoyantes; tout est gracieux et charmant, tout séduit dans sa personne.

C'est surtout dans l'organisation féminine que la nature déploya un luxe de charmes, une profusion d'attraits. Suivez de l'œil les lignes qu'offre le beau corps d'une vierge de vingt ans ; ces lignes vous les verrez naître, onduler et se perdre insensiblement, de manière à ménager la délicatesse des contours et l'élégance des formes. La ligne qui descend du cou s'arrondit aux épaules afin d'adoucir l'emmanchure des bras ; elle glisse sur les côtés de la poitrine, se resserre à la taille et s'élargit au bassin pour laisser un champ libre à la reproduction de l'espèce ; de là elle descend aux genoux et, après s'être renflée aux mollets, elle s'amincit au bas de la jambe, se recourbe encore aux talons et va se perdre à l'extrémité des orteils. Partout la ligne ondule délicieusement sur ce beau corps ; partout elle glisse sur des surfaces veloutées, multiplie ses molles inflexions, s'égare et disparaît en de volupteux interstices. Si, pour examiner les traits plus en détail, vous remontez à la tête, vous admirez d'abord cette longue et magnifique chevelure qui, à elle seule, vaut les plus riches ornements. Vous apercevez dans les yeux un volupteux mélange de désirs, d'amour et de langueur, et sur cette bouche, qu'embellit le sourire, vous devinez une promesse de bonheur ; car, ainsi que la

fleur, sur le rameau, promet un fruit, de même
le sourire sur la bouche promet un plaisir; et
le plaisir, comme l'a dit un savant, est à la
matière vivante ce que la gravitation est à la
matière inerte. Quand vous arrivez à la région pectorale, où s'arrondissent deux chàr-
mants hémisphères, délicieux banquet dressé
d'avance pour un convive à naître, votre œil
en caresse involontairement les suaves contours et vous éprouvez l'irrésistible pouvoir
de leurs charmes. Et puis, le poli, la blancheur de sa peau, la douceur de sa main dont
le contact vous fait tressaillir; la souplesse de
sa taille, la grâce de ses attitudes, la légèreté
de sa démarche, la délicatesse de ses pieds
qui semblent n'être faits que pour fouler des
tapis ou des fleurs, tout annonce dans la femme
un être essentiellement fait pour plaire et charmer, pour aimer et être aimé. La beauté de
l'homme, fût-elle absolue, elle serait encore
inférieure à celle de la femme qui semble
être sortie des mains de la nature comme une
œuvre d'amour; enfin toutes les richesses de
la forme et des couleurs, toutes les poésies
de l'organisation lui ont été prodiguées pour

qu'elle fut la plus belle des créatures vivantes.

Le sexe fort, qui doit protéger, a été taillé à l'angle ou au carré, et le sexe faible à la courbe, parce que cette dernière conformation était propre à charmer les sens et à faire naître les désirs. Dans ces deux organisations différentes, le but de la nature est facile à reconnaître ; il était nécessaire que la beauté grâcieuse d'un sexe inspirât de l'amour à l'autre pour l'attirer et le fixer ; car, l'indifférence eût été la mort, le néant !

Placé devant les deux tableaux que nous venons d'esquisser à grands traits, le lecteur s'apercevra facilement que l'homme aux formes arrondies, molles délicates, et la femme aux saillies osseuses et musculaires, à la taille épaisse, au bassin étroit, au visage ombragé de poils, seront, l'un et l'autre, des êtres hibrides, également éloignés du beau fondamental.

CHAPITRE IV.

DESCRIPTION

DES RÉGIONS ET PROPORTIONS DU CORPS HUMAIN.

Les développements que nous avons donnés à la question générale de la beauté ne sont que les prolégomènes de la question de détail qui devrait enbrasser, avec l'anatomie superficielle du corps entier, une foule de considérations relatives à la direction, au volume, proportions, rapports, symétrie, attitudes, expression, etc., etc., question que nous ne pouvons traîter à fond dans le cadre étroit de cet ouvrage. Nous nous bornerons donc à une description rapide et sommaire de chaque région , de chaque organe extérieur , de chaque trait, selon les règles de l'art, en renvoyant, toutefois, les lecteurs plus spéciaux, à l'excellent traité d'*Anatomie des Formes* du professeur Gerdy.

D'après les proportions offertes par les plus beaux modèles et adoptées par l'art, le corps de l'homme doit avoir huit têtes ou faces de hauteur, et celui de la femme sept seulement.

La 1re Du sommet de la tête au menton.

La 2me Du menton aux mamelons.

La 3me Du mamelon au nombril.

La 4me Du nombril à la bifurcation du tronc.

La 5me De cette bifurcation au milieu de la cuisse.

La 6me Du milieu de la cuisse au genou.

La 7me Du genou au milieu de la jambe.

La 8me Du milieu de la jambe à la plante des pieds.

La tête se divise en quatre parties :

La 1re Commence au sommet de la tête et se termine à la naissance des cheveux.

La 2me Descend jusqu'à la naissance du nez.

La 3ᵐᵉ Comprend le nez entier, du sommet à la base.

Lr 4ᵐᵉ Part de la base du nez et arrive à l'extrémité du menton.

L'œil doit avoir un module de longueur. (*Le module est la moitié d'une des 4 divisions de la tête.*) De la paupière supérieure au sourcil, un demi-module. L'espace compris entre les deux yeux, c'est-à-dire la distance d'un point lacrymal à l'autre sera de la longueur d'un œil.

Le nez aura deux modules de longueur et un de largeur ; la narine un demi-module dans sa longueur et 1/3 dans sa largeur.

La bouche, d'une commissure à l'autre, aura un demi-module et sera fendue à un demi-module de la base du nez.

L'oreille sera placée dans la même division qu'occupe le nez et aura la même longueur.

Les pieds et les mains présenteront une tête de longueur également divisée en quatre parties égales.

Dans un corps bien proportionné, les mesures suivantes indiquées se trouvent être d'une justesse remarquable.

Cinq fois le diamètre de la poitrine, d'une aisselle à l'autre, équivalent à la hauteur du corps.

Dix fois la longueur de la main donnent également la taille de l'individu.

La distance qui existe de l'extrémité du doigt médius droit à l'extrémité du médius gauche, les bras étant étendus en croix, fournit exactement la hauteur du corps.

Le centre de la figure humaine se trouve à la symphise du pubis. De ce point, le corps se divise en deux parties égales, comprises dans deux cercles égaux. Le centre du cercle supérieur est placé au point correspondant à la base du cœur ; le centre du cercle inférieur se trouve à la jointure du genou.

La même symétrie existe pour les bras étendus : Une pointe du compas étant placée sur le plis du bras droit et l'autre portée à l'extrémité du doigt médius, on décrira un cercle dont le diamètre atteindra le milieu de la poitrine. Si l'on fait la même opération pour le bras gauche, il en résultera deux cercles parfaitement égaux qui auront leur point de contact au sommet de la poitrine.

Tête.— La tête, cette portion la plus noble de l'être humain, qui renferme les précieux organes des facultés intellectuelles, ne doit être ni grosse ni petite, ni trop allongée ni trop ronde. Selon Praxitèle, Phidias, Polyclète et Lysippe, ces grands maîtres de l'art plastique, et d'après nos grands anatomistes modernes, le plus grand diamètre de la tête se mesure du front à l'occiput; le diamètre latéral, d'une tempe à l'autre, est plus petit. La hauteur du visage, mesurée du sommet du front à la base du menton, doit être égale à la distance comprise entre les deux extrémités temporales des sourcils, c'est-à-dire que, si l'on place le bout d'un fil sur l'arcade sourcilière droite, au point où se termine le sourcil, et qu'en suivant la convexité du front, on le conduise au point où finit le sourcil opposé, on devra obtenir une mesure absolument semblable à celle qui existe du sommet du front à la base du menton.

L'ovale du visage, reconnu le plus gracieux, le plus séduisant dans ses contours, est celui qui, partant du menton, va, en s'élargissant peu à peu, limiter le sommet du front par un arc de cercle. La plus grande largeur de l'ovale est au-dessus de l'arcade sourcilière ; cette disposition ouvre la figure et lui donne quelque chose de majestueux. L'ovale de la femme doit être moins évasé en haut que celui de l'homme, et s'épanouir doucement vers le point correspondant aux commissures de la bouche, de manière à mieux détacher le menton.

La beauté du front ne consiste pas seulement dans sa forme et son étendue elle dépend aussi de sa régularité, de ses proportions et rapports avec les autres parties du visage. Tout le monde sait que les dimensions de la table osseuse du front donnent la mesure de nos facultés intellectuelles et que les diverses dispositions qu'affecte la peau frontale décèlent les mouvements de l'âme, le calme ou la violence des passions.

Sur un front large, élevé sont inscrits l'intelligence et le génie, lorsque les lignes, partant des sourcils, vont se perdre en courbes insensibles sur les tempes, c'est le front de Minerve. Si le front est moins élevé, moins large, mais plus empreint de douceur, de grâces, de tendresse, c'est le front de Vénus.

Les yeux, ces brillants miroirs où viennent se réfléchir toutes nos affections morales, composent le trait le plus expressif du visage. Ils doivent être fendus sur une ligne horizontale. La limpidité de l'iris et la blancheur azurée de la cornée opaque sont deux conditions indispensables à la beauté de l'organe. Les yeux noirs ont plus de vivacité, recèlent plus de feu ; ce sont d'ardents foyers d'où jaillit la rapide étincelle qui dévore et consume. — Les yeux bleus sont plus tranquilles, ils revêtent la riante couleur des cieux et se meuvent chargés de tendresse et de molles langueurs. — Des sourcils nettement dessinés font ressortir la beauté des yeux et ajoutent à leur puissance ; forts et touffus à leur naissance, ils doivent aller mourir près de la tempe en une pointe fine mais bien marquée. — Les sourcils trop épais, trop arqués sont durs ; ceux qui gardent une ligne presque droite, donnent au visage quelque chose de plus ouvert, de plus attrayant. — De longs cils implantés régulièrement au bord libre des paupières et parfaitement isolés les uns des autres, sont indispensables aux charmes du regard. Les yeux, ainsi encadrés, possèdent un attrait irrésistible, leur muet langage est souvent plus expressif, plus éloquent que l'harmonieuse parole.

Les **joues** n'ont point d'expression par elles-mêmes, et cependant elles concourent puissamment à la beauté du visage ; leur parfaite symétrie de rondeur et de couleur, l'harmonie des courbes qui vont se perdre dans la dépression formée par les branches de la machoire est indispensable au moëlleux de leurs contours ; des joues trop pleines ou trop rouges sont aussi désagréables que des joues trop maîgres ou trop pâles ; celles qu'arrondit un juste embonpoint, et dont la peau satinée est légèrement teintée de rose, sont réputées les plus belles. La ligne courbe qui limite la joue et s'étend de l'aîle du nez au menton, doit être délicatement dessiné afin de donner au visage la grâce et l'expression.

Le **nez** est la partie la plus saillante du visage ; sa longueur doit être égale à celle du front et sa grosseur proportionnée aux traits de la face ; il devra offrir une légère dépression à sa racine ; son épine, gardant la ligne droite, se renflera à la partie moyenne et partagera la face en deux parties exactement semblables ; sa cloison surplombera la gouttière de la lèvre inférieure. Les narines les mieux faites sont médiocrement ouvertes, arrondies en arrière, légèrement cintrées à leur partie moyenne et terminées en pointe mousse. Le contour intérieur des narines exige une grande correction. Enfin, dans le profil, le bas du nez n'aura qu'un tiers de sa longueur.

La **bouche**, ce charmant asile du sourire, ce précieux organe de la parole qui, en état de repos ou dans la variété de ses mouvements, dépeint les affections intimes et le caractère, la bouche se présente comme un des traits principaux de la face. Son ouverture doit être de grandeur médiocre ; sa forme la plus agréable est celle d'un arc détendu, si poétiquement comparé, par les anciens artistes Grecs, à l'arc de l'amour. Deux lèvres fraîches et vermeilles iront confondre leurs lignes aux deux coins ou commissures de la bouche ; cette fusion des lignes labiales sera

d'une délicatesse extrême afin de bien dessi-
ner le gracieux enfoncement où se cache l'es-
saim des ris, en attendant que le plaisir leur
donne l'essor. Enfin, des gencives fermes et
vermillonnées, laissant sortir des dents blanches et bien rangées, sont les traits les plus
remarquables d'une jolie bouche.

La houppe du **menton** délicatement ar-
rondie doit être recouverte d'une peau lisse,
exempte de fronces ou de fossette ; car la fossette qui creuse certains mentons, est, d'après
le bon goût, une imperfection.

Le **cou**, véritable pivot de la tête, doit
avoir deux longueurs de nez ; sa circonférence
aura deux fois la circonférence du poignet. Un
cou trop gros ou trop mince est disgracieux :
trop long, il isole la tête du reste du corps ;
trop court, il la confond avec le sommet de la
poitrine et semble apporter de la gène dans
les mouvements de la tête. Un cou dégagé,
mince en haut, plus large à son union avec les
épaules, d'un blanc uniforme, sans empreintes
tendineuses trop prononcées, réunit toutes
les conditions de beauté.

Les **épaules** doivent être charnues, égales

en hauteur, bien effacées, dégagées du cou et présenter deux courbes insensibles qui, partant de l'articulation de l'omoplate, vont se perdre dans la gouttière formée par l'épine dorsale. Les épaules, larges et robustes chez l'homme, sont plus étroites et plus potelées chez la femme; recouvertes d'une peau blanche, unie, et riches de lignes ondoyantes, elles sont une des parties les plus attrayantes de l'organisation féminine.

La **poitrine** se présente comme la région la plus large du corps; elle est carrée chez l'homme robuste et bien fait; les femmes l'ont plus étroite, mais plus séduisante.

Les **seins**! organes charmants, chastes trésors sur lesquels l'œil s'attache malgré lui, les seins placés ni trop haut, ni trop bas, doivent naître d'une large base et conserver toute la pureté de la forme hémisphérique. Ils seront recouverts d'une peau satinée; fermes dans leurs contours, ils devront offrir à la pression une résistance élastique; un mamelon frais, érectile et propre à remplir le but de la nature, couronnera leur sommet. La distance d'un mamelon à l'autre sera la même que celle qui existe d'un mamelon à la fossette de la clavicule. La gouttière inter-mammaire, c'est-à-dire l'espace qui sépare les deux seins, équivaudra à la largeur de l'un de ces organes; enfin, ils ressembleront à ceux de la Vénus de Médicis, type luxuriant de beauté féminine.

Il faut que les **bras** soient bien attachés aux épaules, égaux en longueur, musculeux et tendineux chez l'homme; lisses et sans la moindre dépression musculaire chez la femme. Les **coudes** seront arrondis et les lignes qui en partent ne devront éprouver aucune déviation jusqu'au poignet.

La **main**, chez la femme, doit naître insensiblement de l'avant-bras; elle sera allongée, blanche, potelée, armée de doigts bien articulés, effilés vers le bout, garnis d'ongles cintrés, roses et transparents. Quoique forte et tendineuse, chez l'homme, la main doit conserver les mêmes proportions.

L'homme, taillé en Apollon, offre un **bassin** étroit, des cuisses musculeuses, fortes, bien tournées et dont la forme va en s'amincissant jusqu'au genou. La saillie des muscles du **mollet** doit être bien prononcée, sans cependant se terminer par une brusque dépression. Solidement attaché aux malléoles, le **pied** ni trop long ni trop court, ni trop large ni trop étroit, doit présenter du talon à la naissance des orteils une légère voussure.

La femme doit offrir un bassin large, évasé, une taille élancée, douée de souplesse dans tous ses mouvements; une croupe richement prononcée formant avec la taille une légère cambrure; des jambes arrondies, un genou rond et peu sensible; des mollets suavement développés, dont les courbes délicates vont se perdre un peu au-dessous des malléoles; le bas de la jambe fin, délié; les pieds petits, étroits, avec des orteils bien gradués complètent les traits d'une beauté parfaite, selon l'art.

L'harmonieux mélange des couleurs mis en seconde ligne par les artistes comprend les diverses teintes que revêtent les organes : l'incarnat des lèvres, le rose des joues et des ongles, la nuance des cheveux et de la barbe, la fraîcheur de la carnation, la blancheur et la transparence de la peau, etc., etc. La couleur nous semble être le complément de la beauté matérielle, car, non-seulement elle sourit aux yeux, mais elle annonce un sang pur, une organisation riche de force et de santé. Des traits fins, délicats, encadrés dans un délicieux ovale, mais recouverts d'une peau terne et sans chaleur, inspirent un regret involontaire ; c'est dommage, pense-t-on, que les charmes d'une aussi belle figure soient cachés sous une aussi laide enveloppe.

Une fraîche couleur sert avantageusement la beauté ; on oublie les imperfections que les traits peuvent présenter pour ne penser qu'au délicieux contact d'une peau lisse et veloutée.

Nous ne parlerons pas ici de la cosmétique appliquée à l'embellissement de la peau, cette partie a été traitée d'une manière toute spéciale dans l'*Hygiène du Visage et de la Peau*, ouvrage enrichi d'un formulaire cosmétique auquel nous renvoyons le lecteur. Les femmes trouveront dans ce formulaire mille moyens rationnels de donner à leur peau la souplesse, le poli et la fraîcheur ainsi que les procédés les plus simples pour redresser et embellir les traits du visage.

Une belle statue, réunissant toutes les perfections de formes, attire l'admiration, mais
rien que l'admiration ; il en est de même de
l'être humain lorsqu'il manque d'expression :
on dit c'est une belle statue. Mais, lorsque
cette beauté matérielle s'anime par la grâce
et l'expression, alors cette admiration se
change en amour et l'on s'incline pour l'a-
dorer. L'expression et la grâce, ces deux qualités essentielles de la beauté, résident dans
les diverses poses, attitudes et mouvements
physionomiques, et complètent ce que nous
avions à dire sur la beauté parfaite. Or,
l'homme et la femme, qui possèdent les qualités de formes et d'expression, méritent des
hommages, parce que la beauté physique
marche généralement avec la beauté morale;
parce que ces deux beautés constituent la
perfection et que la perfection est l'attribut
de la divinité.

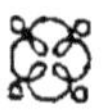

CHAPITRE V.

—

ORGANISATION DE L'ÊTRE HUMAIN.

Constitution , Complexion , Tempérament.

Avant de parler des applications de l'hygiène au corps humain, il est naturel de donner une idée générale de son organisation.

Le corps humain est la machine la plus compliquée, la plus admirable qui existe et fonctionne sur le globe terrestre. Considérée sous le point de vue matériel, cette machine réunit en elle les principaux moyens de la physique et de la chimie, il s'y fait continuellement des décompositions et des recompositions chimiques, des opérations de mécanique, d'hydraulique, de statique, etc., et la vie, cet agent insaisissable, en fait mouvoir les innombrables ressorts.

Au point de vue psychique, l'être humain n'est pas moins admirable, mais il fuit incessamment devant le penseur qui le poursuit, et les obscures notions que nous pouvons en avoir reposent sur des théories plus ou moins ingénieuses qui n'ont aucun degré de certitude. Il n'est point donné à l'homme de dépasser les limites posées à son intelligence.

Constitution humaine, s'entend de l'état général de l'organisme ; elle embrasse tous les éléments, tous les systèmes de l'économie vivante. Lorsque ces éléments et ces systèmes sont bien développés et en parfaite harmonie entre eux, la constitution est belle, robuste, saine : dans le cas contraire elle est frêle chétive ou vicieuse. Néanmoins, il est bon de faire observer que, lors même que la plupart des systèmes d'organes seraient dans des conditions favorables de développement et de vitalité, s'il y avait discordance entre eux, la constitution serait plus ou moins vicieuse. Ainsi, il n'est pas rare de voir des êtres robustes, en apparence, dont la santé se dérange sous la plus petite influence morbide, tandis que des êtres d'un extérieur grêle et presque valétudinaire traversent impunément ces mêmes influences.

La **constitution** présente diverses modifications auxquelles les physiologistes ont donné les noms *d'organisations, complexion, tempérament, idiosyncrasie.*

Organisation veut dire structure des tissus, développement et dispositions des organes : elle est bonne ou mauvaise, riche ou pauvre.

Complexion indique le résultat général de toutes les fonctions de l'économie ; elle est forte ou faible, robuste ou délicate.

Le corps humain renferme quatre grands systèmes : le *sanguin*, le *bilieux*, le *nerveux* et le *lymphatique* ; la dénomination de *tempérament* a été donnée à la prédominance de l'un de ces systèmes sur les autres.

La prédominance **sanguine**, caractérisée par l'activité de la circulation rouge, par la richesse des vaisseaux capillaires artériels qui donnent au visage une couleur vermeille, constitue le *tempérament sanguin*.

La prédominance **bilieuse**, manifestée par l'énergie du système gastro-hépatique qui, sécrétant une quantité notable de bile, donne à la peau une teinte plus ou moins jaunâtre, constitue le *tempérament bilieux*.

La prédominance **nerveuse**, annoncée par l'exquise délicatesse du système nerveux, par la grande sensibilité de l'individu, par son excessive impressionnabilité, constitue le *tempérament nerveux*.

La prédominance **lymphatique**, due au développement des ganglions et des vaisseaux blancs, d'où résulte une proportion considérable de lymphe et de sérosité, constitue le *tempérament lymphatique*.

On nomme **tempéraments composés** ceux qui semblent réunir deux tempéraments; ainsi le *bilioso-sanguin*, tient du tempérament bilieux et du tempérament sanguin; — le *nervoso-lymphatique* du tempérament nerveux et lymphatique, etc.

Enfin, on appelle **idiosyncrasie** la prédominance d'action d'un organe ou d'un ap-

pareil d'organes, et cette disposition particulière qui fait que chaque individu a une manière propre de sentir et d'être influencé.
Exemple : plusieurs personnes sont en même
temps exposées à un courant d'air froid ; l'une
éprouvera des coliques, l'autre un rhume,
celle-ci une douleur rhumatismale, celle-là
un mal de gorge, etc. La défaillance à la vue
d'une souris, d'un reptile, d'une araignée; la
répugnance invincible pour tel aliment, telle
boisson, etc., tous ces différents modes de
sentir et d'être affecté ont reçu le nom d'*i-
diosyncrasie.*

Les tempéraments ont donné lieu à des
rapprochements ingénieux entre les âges, les
saisons et les climats. Ainsi, le tempérament
sanguin a été comparé à l'âge adulte, à la
jeunesse, à l'amour, aux climats chauds. —
Le *bilieux* annonce la virilité, la colère, la
méditation, l'automne, les climats brûlants.
— Le *nerveux*, une sensibilité outrée, les
impressions vives, incessantes, les journées
vaporeuses du printemps. — Le *lymphatique*
est rapporté à l'enfance, aux femmes, à la
crainte, aux jours et aux climats humides.

A l'idiosyncrasie mélancolique on oppose la vieillesse, la méfiance, la tristesse, l'hiver et les climats froids. Le lecteur trouvera dans l'*Histoire des Métamorphoses humaines* (1) une intéressante description physionomique des quatre principaux tempéraments,

Certaines susceptibilités sont attachées aux tempéraments; ainsi les sujets à peau brune, à cheveux noirs sont moins impressionnables aux vicissitudes atmosphériques et aux fatigues que les personnes à peau blanche et à cheveux blonds; ces dernières sont aussi plus sujettes aux scrofules, à l'obésité, etc.

L'hygiène doit tenir compte des tempéraments et des idiosyncrasies dans l'application de ses moyens, car, ce qui est utile à l'un pourrait devenir nuisible à l'autre. Ainsi, nous avons vu des lotions d'eau savonnule qui, sur une peau ordinaire, n'ont aucun inconvénient, développer une irritation assez vive sur la peau d'une femme nerveuse et très-irritable. Ce fait, entre mille autres, prouve l'importance que l'on doit attacher à la connaissance du tempérament.

---

(1) *Histoire des Métamorphoses humaines*, 1 gros vol., orné de 12 grav. Prix : 3 fr 50 c.

CHAPITRE VI.

—

DE L'HÉRÉDITÉ

Ou Transmissions héréditaires des qualités de constitution et d'organisation bonnes ou mauvaises.

Nous avons déjà dit dans *l'Hygiène du Mariage* (2ᵉ édition) que l'hérédité physiologique était la transmission, par voie de génération, des qualités physiques, bonnes ou mauvaises, des êtres qui engendrent aux êtres engendrés. Il est, dés-lors, facile de concevoir quel rôle important jouent les père et mère dans cette circonstance; aussi, la raison

4

et la moralité leur recommandent-ils d'avoir recours aux moyens hygiéniques et médicaux, propres à combattre et à détruire les vices, imperfections et maladies dont ils peuvent être affectés, avant de s'unir et de se livrer à l'acte de la procréation.

Quoique l'hérédité soit généralement sujette à une foule de variations et d'irrégularités, qui tantôt la rendent fort apparente et tantôt très-obscure, il arrive trop souvent encore que certains vices de constitution et de formes se transmettent avec une affligeante similitude.

Les transmissions héréditaires les moins variables sont celles du type physique ou conformation extérieure ; celle des traits, de la couleur, etc., d'où résultent les ressemblances de race, de nation, de famille. — Les peuples méridionaux sont, en général, d'un tempérament sec et bilieux ; les nations qui habitent les climats tempérés sont d'un tempérament sanguin, et chez les peuples septentrionaux le tempérament humide ou lymphatique domine. Cette distinction des tempéraments, selon le degré de latitude et le climat, se remarque en France parmi les habitants des villes méridionales, du centre et du nord.

La conformation qui dépend des dimensions de la charpente osseuse et du système musculaire se transmet assez régulièrement. — L'hérédité des traits physionomiques offre plus d'irrégularité; mais lorsqu'elle fait défaut, on rencontre presque toujours ce qu'on appelle des airs de famille.

A Athènes et à Corinthe la beauté du visage, l'élégance des formes, la pureté du langage se perpétuaient dans certaines familles. Alcibiade, le plus beau et le plus aimable des Grecs de son temps, descendait d'aïeux remarquablement beaux. La célèbre Laïs de Corinthe avait hérité des attraits de sa mère. (1) A Sparte, c'était la santé robuste, les traits mâles, la haute stature que les pères transmettaient à leurs enfants. A Rome, il existait des familles chez lesquelles un gros nez, de grosses lèvres étaient héréditaires, ce qui leur avait fait donner le surnom de *nasones, labeones.* Chez nous, les sobriquets de *bancal,*

___

(1) Voyez *les Perfections de la femme,* ouvrage des plus agréables à lire.

bancroche, louche, camard, etc., sont restés à des familles dont plusieurs membres, de père en fils, ont été affligés de ces imperfections.

Les vices de conformation, les mutilations, les monstruosités se transmettent assez souvent. Les becs de lièvre, les affections cutanées, les vices de prononciation, la myopie, etc., poursuivent opiniâtrement certaines familles et ne les abandonnent qu'après une longue suite de générations. — Les mutilations accidentelles, éprouvées par les parents, se transmettent plus rarement ; on cite cependant plusieurs exemples remarquables de ces sortes de transmissions. — Blumenbach a rapporté l'observation d'un ouvrier qui, s'étant abattu deux doigts de la main d'un coup de hache, donna, plus tard, le jour à deux enfants presentant la même mutilation. On cite des familles sexdigitaires, chez lesquelles presque tous les enfants naissaient avec six doigts. — Les oreilles longues et mal faites se perpétuent dans quelques familles, de même que les grandes bouches dans quelques autres.

L'hérédité des maladies n'est plus en litige; l'expérience de tous les jours prouve que le germe de certaines maladies se transmet avec une persévérance désolante pour l'humanité. Ainsi, le rachitisme, les scrofules, la phthisie, l'épilepsie, etc., etc., sont imminents pour les enfants issus de parents atteints de ces infirmités.

Il existe divers moyens de combattre les vices héréditaires soit avant, soit après leur développement; nous renvoyons le lecteur à notre ouvrage de *l'Hygiène du Mariage* (2ᵉ édition), où cette question est traitée avec tous les détails qu'elle mérite. On y verra que la beauté physique, cette grande et précieuse qualité de la forme humaine, si recherchée des anciens peuples, se transmettrait aussi facilement que les vices et les difformités, si l'association matrimoniale se faisait d'une manière plus conforme au but de la nature : si les époux savaient bien se diriger avant la fécondation, et surtout si la femme adoptait le plan de vie et de conduite exposé dans *l'Hygiène du Mariage* (1) dont nous venons de parler. La théoric de la procréation *calli-pédique*, c'est-à-dire, l'art de procréer de beaux enfants, dont traite cet ouvrage, est claire, simple, logique et d'une facilité d'exécution qui devrait la vulgariser.

Un mot sur l'hérédité intellectuelle : cette hérédité n'est pas plus contestable que les autres ; il est reconnu que les parents doués d'une bonne organisation cérébrale, d'un esprit naturel ou cultivé par l'éducation, engendrent plutôt des enfants capables que les parents ignorants et stupides. On compte beaucoup de familles qui, de génération en génération, ont fourni des sujets de grande capacité, de haute intelligence ; tandis que dans d'autres familles, l'esprit borné, l'idiotisme, l'imbécillité, l'abrutissement se perpétuent de père en fils.

Les moyens de rémédier à l'hérédité des

---

(1) HYGIÈNE DU MARIAGE, ouvrage des plus intéressants et des plus utiles, indiquant les moyens de perpétuer les bonnes qualités dans la famille, et d'arrêter, de détruire les mauvaises. Cet ouvrage, véritable guide des époux, donne l'explication des mystères de la génération et de la procréation probable des sexes à volonté.

vices intellectuels, se trouve dans l'éducation du cerveau. Cet organe est aussi susceptible d'éducation que les autres organes du corps ; l'exercice qu'on lui imprime modifie profondément ses fonctions. Au point de vue phrénologique, le cerveau étant composé de vingt-sept organes distincts, il s'agit de favoriser, d'accroître, par des exercices appropriés, le développement de ceux de ces organes qui languissent, et de diminuer, par le repos, le volume, l'énergie de ceux dont l'accroissement se fait au détriment des premiers. Ainsi, l'agent propre au développement d'un organe est son excitant fonctionnel ; la soustraction de cet excitant en arrête le développement.

Telle est la base sur laquelle est assise l'éducation cérébrale. Quant à l'énumération des exercices cérébraux et à leurs diverses applications, elles ne sont point du ressort de notre ouvrage ; c'est dans un traité spécial d'hygiène, ou dans un traité de phrénologie appliquée à l'hygiène qu'on pourra les étudier avec fruit.

CHAPITRE VII.

—

ÉDUCATION ET HYGIÈNE DES SENS.

Les sens, comme on le sait, sont au nombre de cinq : le *tact*, — le *goût*, — l'*odorat*, la *vue* et l'*ouïe*. C'est par leur intermédiaire que l'homme se met en rapport avec le monde extérieur, et qu'il est averti de ce qu'il doit fuir ou rechercher. Leur fonction est donc de transmettre au cerveau les impressions qu'ils ont reçues, afin que celui-ci en ait la perception. La perception est une opération complexe, il y a d'abord *impression*, puis *transmission* et enfin *perception*.

« Nos cinq sens, dit le savant Virey, sont compris entre l'organe de la pensée et celui de la génération qui représentent les deux pôles de l'homme. Dieu ou la puissance inconnue, qui est la cime ou la perfection de l'âme, et la génération ou la nature créatrice qui est la perfection du corps, président à ces deux extrêmes. Ces sept organes sont les sept cordes du diapason de l'organisation humaine; leur accord compose la plus belle harmonie. L'organe le plus élevé donne le son le plus grave; le sens le plus inférieur, le tact donne le son le plus aigu. Nos facultés intellectuelles sont d'autant plus parfaites que tous nos sens conservent entre eux une correspondance bien proportionnée. Un œil mal conformé, une oreille fausse transmettent au cerveau des impressions fausses et empêchent la justesse de l'esprit. Un œil, une oreille peuvent être séparément très-justes, mais si leurs cogénères sont de force inégale l'ouïe et la vue seront fausses. »

Plus un sens est inférieur, plus sa fonction est animale, plus les voluptés qu'il procure sont matérielles; au contraire les voluptés sont d'autant plus pures que le sens est plus supérieur. La vue et l'ouie ayant des rapports plus directs avec l'esprit, transmettent seuls les impressions qui nous donnent la notion du beau, du sublime. Le goût et le toucher qui représentent la dernière note du diapason du corps, sont les organes de la sensualité. L'odorat est le sens intermédiaire; il tient aux sens supérieurs par la transmission des odeurs suaves qui exaltent l'imagination, comme l'encens dans les temples; il tient aux sens inférieurs par la transmission des odeurs qui excitent la sensualité.

Quelques mots sur chaque sens en particulier.

Le *tact*, de tous les sens le plus général, a une double importance et pour la vie organique et pour la vie de relation. L'impression tactile, ayant son siége dans l'élément nerveux de la peau, il est tout naturel d'admettre que plus la peau sera saine et pure, plus l'impression tactile sera facile. (Voyez *Hygiène de la peau*.)

Le *goût*, qui est un espèce de toucher, exige, pour être sûr et délicat, le complet développement et l'intégrité de toutes les parties qui constituent l'appareil gustatile ; son hygiène prescrit l'exclusion de toutes les substances qui peuvent irriter ou endommager la langue et la muqueuse buccale, exalter ou altérer leur sensibilité, enfin toutes les substances et habitudes qui peuvent tarir ou dépraver la secrétion salivaire, tel que l'usage abusif des mets irritants, des alcooliques, de la pipe, etc.

L'odorat a son siége dans les nerfs olfactifs dont le point de départ est au cerveau ; ces nerfs passant à travers la lame criblée d'un petit os (*ethmoïde*), placé dans le plancher du crâne, vont se ramifier sur la membrane pituitaire qui tapisse l'intérieur des fosses nasales. Les odeurs ne sont autre chose que les molécules infiniment ténues des corps odorants qui s'échappent par la volatilisation et viennent s'accrocher à la muqueuse nasale ; alors les nerfs olfactifs entrent en vibration et transmettent l'impression au cerveau ; tel est le mécanisme de la fonction de l'odorat et de la perception des odeurs. Les préceptes hygiéniques pour l'odorat sont à peu près les mêmes que ceux pour la bouche. On recommande surtout aux femmes de ne point faire abus des parfums, de ne point vivre constamment dans une atmosphère embaumée d'odeurs pénétrantes, par la raison qu'une excitation incessante fatigue les nerfs olfactifs et finit par émousser leur sensibilité.

L'*Ouie* est encore une espèce de tact : la membrane qui revêt le petit appareil nommé tympan ou tambour, est une dépendance de la peau sur laquelle s'épanouissent les nerfs acoustiques, Les vibrations de l'air frappant cette membrane sont les excitants directs de l'ouie. Les règles hygiéniques applicables à ce sens, consistent dans les soins de propreté du conduit auditif. On doit se garantir des agents directs et indirects qui porteraient atteinte à la membrane muqueuse du conduit auditif, tels que les attouchements rudes, les liquides irritants, les courants d'air et surtout les sons dont la violente intensité déchire et ensanglante la membrane tympanique.

L'éducation de l'ouie est tout entière dans l'habitude du rythme, car le rythme est l'harmonie universelle, le type des mouvements de la vie : les battements du cœur, l'inspiration et l'expiration, les mouvements de locomotion et tous les mouvements volontaires ou involontaires que l'homme exécute, sont soumis à une régularité rythmique. La lecture, la déclamation, le chant, la musique sont les éducateurs de l'ouie. (Voyez *Hygiène de la Voix.*)

La *Vue*, dont l'appareil et le mécanisme sont très-compliqués, a son siége dans la rétine, membrane formée par l'épanouissement des nerfs optiques. L'excitant de la vue est la lumière qui, après avoir été réfractée par les diverses matières de l'œil (*le cristallin, l'humeur vitrée, l'humeur aqueuse*), tombe sur la rétine et y développe l'impression que les nerfs optiques transmettent au cerveau.

L'hygiène oculaire consiste à entretenir la propreté des yeux et à éviter tout ce qui peut leur être nuisible : la fumée, la poussière, la lumière trop vive et l'obscurité profonde, le travail trop long-temps soutenu au flambeau, surtout lorsque ce travail a lieu sur des objets ténus, microscopiques. Le travail journalier, à une lumière intense et vacillante, fatigue

beaucoup les yeux, parce que chaque oscilla-
tion force l'œil à changer son foyer ; il faut
l'interrompre aussitôt qu'on éprouve des pi-
cottements, sans cela on s'expose à diverses
maladies des yeux, souvent graves et presque
toujours funestes à la beauté du visage. La
flamme blanche est celle qui fatigue le plus ;
vient ensuite la flamme rouge ; on devrait, en
toute circonstance, préférer une lumière uniforme, douce et tranquille. Le passage brusque d'une obscurité profonde à une vive lumière, *et vice versa*, est très-nuisible à la vue.
On ne doit opérer ce passage que graduellement. Du reste, la nature nous indique, par
ses deux crépuscules du soir et du matin, que
rien ne s'opère brusquement dans la nature ;
imitons son exemple.

L'excès d'exercice comme l'excès de repos
d'un sens en altère les fonctions, les dénature.
Le repos prolongé monte la sensibilité senso-
rielle à un degré maladif ; ainsi, l'oreille habituée à un profond silence, se trouve blessée
par des sons ordinaires ; la trop grande activité des sens, leur stimulation outrée et long-
temps continuée detruit leur finesse, les blase :

ainsi, les individus qui abusent des mets de haut goût, des liqueurs fortes, finissent par trouver fades les irritants les plus énergiques.

L'hygiène des sens n'a pas seulement pour objet leur conservation, elle est encore appelée à concourir à leur éducation, car l'éducation les développe et rend leur action plus sûre. Or, plus la délicatesse des sens est exquise plus la vie de relation est étendue. Les moyens et modificateurs hygiéniques propres à perfectionner les organes sensoriaux sont exposés, avec détail, dans les divers articles de nos ouvrages qui traitent de ces organes en particulier.

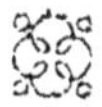

CHAPITRE VIII.

—

DES ATTITUDES
AGRÉABLES ET DÉSAGRÉABLES.

Moyens de corriger les attitudes vicieuses.

Les attitudes déterminées par nos mouvements volontaires, soit pendant la station,·
soit pendant la locomotion, sont pour le torse
et les membres ce que l'expression physionomique est au visage ; elles se trouvent si in-
timément liées aux affections de l'âme qu'elles
peuvent suppléer au langage pour rendre avec
énergie ces affections. Réglées par l'art, les
attitudes ajoutent à l'harmonie des formes, à
la régularité des proportions et aux charmes

de la beauté. Un maintien noble, assuré, des poses gracieuses, des manières prévenantes, une présentation facile et dégagée de toute affectation constituent un ensemble d'attitudes d'un effet si puissant, dans le monde, qu'elles l'emportent souvent sur les dons les plus précieux de la nature.

L'influence des belles attitudes ne se borne pas seulement à faire ressortir les agréments de la personne, elle porte encore son action sur les organes et favorise leur développement. Ces avantages, si précieux pour la jeunesse, doivent engager les parents à faire contracter à leurs enfants, les attitudes les plus favorables à la beauté du corps et à réprimer constamment les attitudes vicieuses.

Tête et Cou. — La tête a une grande disposition à s'incliner en avant et sur les côtés. L'inclinaison en avant résulte généralement de l'habitude vicieuse de regarder les objets de trop près ; elle a le double inconvénient de nuire au maintien et au développement de la poitrine. Le moyen le plus généralement employé pour maintenir le cou dans sa position verticale, est un col de fort carton

très-élevé antérieurement. L'inclinaison laté-
rale cède également à l'usage du demi-col de
carton, aidé de tractions cervicales fréquentes, faites du côté opposé à l'inclinaison.

La facilité avec laquelle le cou exécute des
mouvements en tous sens, selon les diverses
inclinaisons et positions de la tête, l'expose,
plus que toutes les autres parties du corps, à
l'influence des attitudes vicieuses; c'est pour
ce motif que, chez les jeunes personnes, ces
attitudes doivent être l'objet d'une scrupu-
leuse attention.

Épaules et Poitrine. — Un vice, très-
commun chez les jeunes sujets, est de porter
les épaules en avant; cette attitude exerce
une pernicieuse influence sur la boîte osseuse
de la poitrine et sur les importants organes
qu'elle contient. Les mères doivent continuellement combattre cette disposition vicieuse
des épaules, chez les enfants qui la présentent,
et les habituer, dès le bas âge, à effacer les
épaules. On parvient à rejeter les épaules en
arrière et à redresser les dos voûtés, au moyen
de bandages, de corsets orthopédiques et surtout d'exercices gymnastiques; on fait res-

sortir les poitrines rentrées et on les amène à un développement convenable, par différents exercices de bras qu'enseigne la gymnastique médicale. Relativement aux épaules d'inégales hauteurs, c'est encore la gymnastique bien dirigée qui les ramène au même niveau. Au chapitre gymnastique nous aurons occasion de citer plusieurs faits de guérison remarquables.

Bras. — La mauvaise habitude de laisser tomber les bras en avant, resserre la poitrine, arrondit les épaules et bientôt l'épine dorsale participe à ce vice et se voûte. Les exercices gymnastiques, propres à ramener les bras en arrière et faire ressortir la poitrine, détruisent facilement les pernicieux effets de cette mauvaise habitude.

Les déviations des *genoux* et des *pieds*, soit en dedans, soit en dehors, forcent à des attitudes aussi pénibles que désagréables à voir; traitées dès le bas-âge, ces déviations cèdent assez facilement aux différents moyens orthopédiques dirigés contre elles; négligées, au contraire, elles deviennent incurables.

La **flexion** permanente des genoux constitue également une attitude fort disgrâcieuse. L'habitude de marcher les genoux fléchis occasionne un état de contraction et de rigidité dans les muscles fléchisseurs qui, plus tard, s'oppose à l'extension facile et complète du membre. Lorsque la flexion résulte de l'épuisement des forces vitales ou d'une faible constitution, le régime fortifiant et tonique, les frictions aromatiques, les bains froids, la gymnastique obtiennent presque toujours le succès désiré. Si la rigidité musculaire dépend uniquement de l'habitude, on retire d'excellents effets des onctions, sur la partie, avec des graisses animales, celles des palmipèdes surtout ; à ces onctions, souvent réitérées, on joint les mouvements d'extension et de flexion, exécutés avec beaucoup de ménagement. Ce moyen est applicable à toutes les rétractions musculaires en général.

Du Maintien et de la Marche.

Un maintien agréable, des mouvements distingués, une démarche légère, assurée, non-seulement complètent la beauté, mais sont encore l'indice d'une bonne éducation ; et quoique l'aisance du maintien, la grâce, la noblesse des manières soient un don naturel et presqu'une transmission héréditaire dans les classes de la haute société, l'art et l'étude peuvent les faire acquérir aux personnes qui en sont privées.

Le maintien et la marche sont sujets à des différences majeures dans les deux sexes ; ainsi, les dames qui désirent être grâcieuses, élégantes et admirées dans leur maintien ou leur marche, devront retenir et pratiquer les préceptes suivants :

Dans l'attitude assise, les pieds se tiennent croisés, de façon à ce que le pied gauche soit appuyé sur la plante dans toute sa longueur, tandis que le pied droit, placé sur le gauche, ne touche le sol que de sa pointe et présente son talon à la hauteur de la malléole de la jambe gauche. Cette position a l'avantage de faire ressortir la courbe du cou-de-pied et de donner au pied une forme plus effilée. Il faut éviter, en se tenant ainsi, le contact du soulier avec le bas. — La femme ne doit jamais croiser les genoux ; c'est une attitude tout-à-fait masculine. — Le corps se tient droit, les épaules sont effacées, l'avant-bras gauche s'applique horizontalement à la base de la poitrine ; la main reste ouverte et les doigts sont légèrement écartés. — Le bras gauche suit mollement la direction du corps et s'appuie sur la cuisse correspondante ; pour produire un grâcieux effet, la main doit être un peu arquée ; les doigts index et auriculaires seront médiocrement séparés du médius et de l'annulaire ; ces deux derniers resteront accolés l'un à l'autre ; le pouce doit être également séparé de l'index. Cette pose est charmante, mais il faut redouter l'immobilité automatique ; on la réserve pour les circonstances où les mains n'ont rien à tenir ; dans le cas contraire, une fleur, un éventail, un écran, ou tout autre objet manié avec grâce, ajoute à l'élégance du maintien.

Les préceptes relatifs à la marche sont : de porter la pointe du pied un peu en-dehors, de la poser la première sur le sol et de laisser tomber le talon ensuite : ces deux mouvements doivent immédiatement se suivre pour être imperceptibles. Les pas ne doivent jamais être ni trop allongés, ni trop raccourcis.

Pendant la progression, le corps sera parfaitement d'aplomb sur le bassin. Les hanches
resteront immobiles tandisque la ceinture
souple et flexible suivra, sans affectation, les
mouvements imprimés au torse. — Le ventre
doit rentrer légèrement afin de faire saillir la
masse fessière. — Le cou droit, sans raideur,
ne doit jamais imprimer des mouvements
brusques à la tête, ni celle-ci se pencher trop
en avant ou trop en arrière ; on peut quelquefois, selon les occasions, incliner doucement la tête sur l'un de ses côtés, ce qui
donne à la physionomie une expression de
timidité, de langueur, qui a ses charmes.

Contrairement à ce qui a lieu chez l'homme,
l'usage veut que les bras de la femme ne lui
servent point de balancier pendant la marche.
Ainsi, elle doit fixer l'un de ses bras au niveau de la ceinture, le poignet entièrement
dégagé, et laisser tomber mollement l'autre
bras sur le côté du corps. Néanmoins, dans la
marche accélérée il est difficile qu'un mouvement de balancier ne soit pas imprimé aux
deux bras. Pendant la marche lente (*promenade*) les mains peuvent se croiser quel-

quefois en avant, mais jamais en arrière ;
cette attitude est exclusive à l'homme. Il faut
se garder surtout de jeter les coudes en arrière, lorsqu'ils sont fléchis, et de les serrer
contre la taille, car, dans cette position, les
bras ressemblent assez aux longues pattes des
sauterelles en repos ; c'est ce qui a donné lieu
au proverbe *se tenir en sauterelle*. Enfin, dans
aucun cas les bras ne doivent être ni raides
ni balants.

CHAPITRE IX.

DES TICS OU HABITUDES VICIEUSES

Qui nuisent à la beauté.

On a donné le nom de tics à certains mouvements musculaires vicieux qui, à force d'être répétés, deviennent, pour ainsi dire, naturels. Ainsi, le plissement de la peau du front, le froncement des sourcils, d'où résultent des rides plus ou moins profondes, le rapprochement des paupières, la dilatation des narines, le reniflement, le soulèvement convulsif des ailes du nez, les claquements de la machoire, la bouche béante, l'introduction

5

des doigts dans le nez pour le gratter, ou dans la bouche pour se ronger les ongles, les mouvements saccadés de la tête, des épaules, des bras et des jambes, les balancements continuels du corps, les attitudes vicieuses, contre nature, etc., etc., sont des tics qui font presque toujours naître une prévention contre l'éducation ou l'esprit de ceux qui en sont affectés ; souvent même ils altèrent la physionomie au point de rendre les personnes à charge et même insupportables.

Moins les tics sont anciens, plus il est facile de les détruire ; lorsqu'ils ne dépendent pas d'une altération organique, il suffit ordinairement d'une volonté ferme, d'une observation incessante pour s'en débarrasser ; dans le cas contraire, il faut avoir recours à l'art médico-chirurgical.

Les moyens de remédier aux rides du front et aux plis de la racine du nez, provenant du froncement des muscles sous-cutanés ont été indiqués dans *l'Hygiène du Visage.*

Le rapprochement des paupières, occasionné par l'impression d'une trop vive lumière, disparaît toujours avec la cause qui le pro-

duit ; ce même vice, causé par la myopie, cède le plus souvent à l'empire de la
volonté. Il en est de même pour les mouvements convulsifs des ailes du nez et de la
bouche, pour la dilatation des narines par
l'introduction des doigts, pour les tics de la
tête, des membres et pour les divers mouvements saccadés du corps et des membres.
Lorsque la volonté ne suffit pas, on a recours
à des bandages, à des moyens de compression
et d'arrêt qui, appliqués selon les règles orthopédiques, ne tardent pas à obtenir le succès désiré.

Bouche béante. — Si l'ouverture médiocre et momentanée des lèvres, indique un
auditeur attentif, une bouche sans cesse
béante annonce un esprit pauvre et quelquefois l'idiotisme ; dans ce dernier cas le vice
est incurable parce qu'il dépend d'une lésion
ou d'une imperfection des fonctions intellectuelles. Mais lorsque l'ouverture permanente
de la bouche dépend d'une habitude contractée sans lésion physique, ou d'une obstruction
du canal nasal, on peut y remédier plus ou
moins facilement. Une attention soutenue,

les admonestations incessantes des parents parviennent ordinairement à réprimer ce défaut, lorsqu'il est le résultat de l'habitude ; dans le cas où la respiration, par le nez, ne peut s'exécuter librement, soit parce que la muqueuse du canal nasal est épaissie, soit parce qu'il existe, dans son trajet ou près de ses ouvertures, une concrétion, une végétation quelconque, c'est à l'art chirurgical d'enlever ces obstacles, de nettoyer le canal et de le ramener à son état normal. On parvient ordinairement à combattre la gène de la respiration nasale, causée par l'épaississement de la membrane pituitaire qui tapisse les fosses et les cornets nasaux, par des injections faites avec un mélange de lait chaud et de suc de pariétaire ou de cresson.

CHAPITRE X.

—

ART BROMATOLOGIQUE.

Des Aliments et Boissons.

—

CLASSIFICATION NOUVELLE.

Si une nourriture bonne et suffisante, si
une nutrition s'opérant, selon les lois physiologiques, sont deux conditions indispensables
à la santé, elles ne sont pas moins nécessaires
à la conservation de la beauté.

Les substances alimentaires furent de tous
temps l'objet d'études et de travaux suivis;
de là les nombreuses classifications d'aliments

admises et rejetées tour à tour. La classification la plus rationnelle à laquelle on se fut arrêté, était celle qui admettait huit groupes d'aliments : 1° les Fibrineux. — 2° les Gélatineux. — 3° les Albumineux. — 4° les Fibrino-Gélatineux. — 5° les Féculents. — 6° les Mucilagineux. — 7° les Oléo-Féculents. — 8° les Caséux. Mais les progrès de la chimie conduisirent à envisager les aliments sous les rapports de leurs propriétés et de leur destination, et dès-lors on les distingua tout simplement en deux genres, 1° les aliments *azotés* ou *plastiques*, c'est-à-dire fournissant les éléments nécessaires à l'entretien ou à l'acroissement de la machine humaine : 2° les aliments *combustibles* ou *respiratoires* c'est-à-dire rendant au sang l'hydrogène que consume la respiration. Ces aliments pris seuls, à l'exclusion des aliments azotés, ne pourraient sustenter l'individu par la raison que certains organes de l'économie n'y rencontrant pas les matériaux nécessaires à leur entretien, iraient les emprunter à d'autres organes, d'où résulterait un dépérissement plus au moins sensible ; et si cette alimentation était continuée la souffrance ne tarderait pas à se faire sentir et la maladie à se manifester.

Une autre classification beaucoup plus vraie que les deux précédentes est celle du professeur Millon, savant des plus distingués, dont la place est marquée à l'institut. Cette classification comprend toutes les substances alimentaires dans trois grandes catégories.

1° Les aliments *hydro-carbonés* ou formés d'eau et de carbone : — les sucres, les gommes, les fécules, les mucilages, etc., etc. Ces substances, qui entrent dans notre nourriture journalière, offrent un phénomène très-remarquable : *elles sont incessamment détruites par la combustion générale qui entretient la vie, et, malgré la masse énorme qu'on en absorbe chaque jour, l'analyse chimique n'en retrouve que de faibles traces dans les parties fluides et solides de nos organes.*

2° Les *albuminoïdes* ou *plastiques* formés d'hydrogène, d'oxigène, de carbone et d'azote : — la chair, le sang, les cartilages, la gélatine, le gluten des céréales, la légumine des haricots, des pois, des lentilles, etc., l'albumine des pommes de terre , etc., etc. Ces substances contiennent les éléments plastiques du parenchyme de tous nos organes; on les rencontre partout, depuis l'enveloppe cutanée jusque dans la moëlle des os.

3° *Les corps gras* ou aliments qui contiennent beaucoup de carbone et d'hydrogène, peu d'oxygène et point d'azote : — les suifs, les graisses et les huiles animales ou végétales, le beurre, etc. Les graisses fournies par les végétaux et les animaux sont identiques, c'est-à-dire que l'analyse chimique y découvre les même principes.

Cette classification l'emporte sur les deux autres classifications, exposées ci-dessus, en ce qu'elle fait connaître d'abord la destination des aliments sur tel ou tel groupes d'organes et le mode de nutrition; ensuite en ce qu'elle peut guider et diriger sûrement dans le régime alimentaire le plus convenable à chaque constitution, à chaque tempérament. De cette précieuse connaissance découlent les axiomes suivants :

Les aliments de la 1re catégorie répandent partout leur carbone qui, se brûlant sans cesse, distribue la chaleur et vivifie. Ils conviennent aux organisations nerveuses, sèches, délicates, excitables qui perdent beaucoup par leur grande activité et qu'il serait nuisible de stimuler. Ces aliments ont l'avantage d'entretenir les forces sans surexciter.

Les aliments de la 2me catégorie servent à la formation, à l'entretien et à l'accroissement de nos organes, et particulièrement à la nutrition des muscles. Ils conviennent parfaitement pour relever les forces abattues et donner au système musculaire la prépondérance sur les autres.

Les aliments de la 3me catégorie pénètrent tous les tissus et s'y déposent intérieurement sous forme de graisse. Lorsque les aliments de la 1re catégorie, c'est-à-dire ceux qui servent à la combustion quotidienne, viennent à être supprimés, pour cause de maladie, la graisse de notre corps est résorbée et se brûle à son tour, pour entretenir la chaleur vitale. Il semblerait que la graisse est au corps vivant ce que l'huile est à la lampe allumée. C'est pour ce motif que les personnes grasses, affectées de maladies graves, peuvent supporter long-temps une diète absolue, à laquelle ne résisterait point une personne maigre. On sait que les animaux *hibernants* restent trois et quatre mois sans manger; c'est aux dépens de leur graisse que la vie s'entretient dans leurs corps engourdis. On sait encore que les habitants des régions polaires et ceux des contrées moins froides font instinctivement une énorme consommation d'aliments gras. Les Lapons, les Eschymaux, les Groenlandais, etc., font même usage d'huile pour boisson, probablement parce que la combustion vitale languirait si elle n'était continuellement alimentée par l'ingestion de substances grasses.

L'expérience se joint à la théorie pour démontrer que l'exclusion des substances grasses du régime alimentaire diminue le volume des organes et conduit à la maigreur; leur excès, au contraire, les amplifie, distend outre mesure les tissus élastiques et mène à l'obésité. — Les aliments gras doivent donc composer, en grande partie, le régime des gens maigres qui désirent engraisser. Les personnes trop grasses ou qui ont une disposition à l'obésité doivent les rejeter complètement de leur nourriture.

Quoiqu'il en soit, de ces diverses classifications bromatologiques, nous dirons, avec vérité, que l'homme, par son organisation physique, étant polyphage, c'est-à-dire herbivore, frugivore et carnivore à la fois, l'alimentation qui lui convient le mieux se trouve dans la variété des substances assimilables. Cette vérité est d'ailleurs annoncée à l'homme, et par son instinct qui le porte à varier ses mêts, et par la nature elle-même qui lui offre, à chaque saison, des fruits différents. D'où il faut conclure que le mélange bien entendu des aliments *plastiques*, des aliments *hydro-carbonés* et des aliments *gras* compose le régime alimentaire le plus favorable à la santé.

Les **boissons** ont été rangées en quatre classes :

1º Les *boissons non-fermentées* ou raffraichissantes, telles que les différentes espèces d'eaux : de puits, de citerne, de source, de rivière ; cette dernière, lorsqu'elle coule pure et limpide sur un lit de petits cailloux, est la meilleure de toutes les eaux potables.

2⁰ Les *boissons fermentées* : le vin, le cidre. la bierre, etc., prises en quantité modérée; elles stimulent l'estomac, favorisent la digestion, accélèrent la circulation et augmentent les sécrétions. Le malaise et l'ivresse suivent ordinairement les libations trop copieuses.

3⁰ Les *boissons fermentées et distillées* : l'eau-de-vie, le rhum, les liqueurs alcooliques, etc. L'usage habituel de ces boissons, plus ou moins brûlantes, est presque toujours nuisible. Les alcooliques, en général, commencent par stimuler violemment les organes ; il y a congestion sanguine, puis relachement ; à la suite de ces stimulations, long-temps répétées, la sensibilité s'émousse, la membrane muqueuse de l'estomac se racornit, l'appétit diminue, de graves altérations peuvent survenir ; enfin, l'abus de ces boissons use les organes et plonge l'homme dans l'abrutissement physique et moral.

4⁰ Les *boissons aromatiques* : le café, le thé, etc.

Le *café* a long-temps passé pour être l'excitant du cerveau par excellence ; on a cru qu'il égayait l'esprit et ouvrait l'intelligence ;

on lui a aussi attribué une funeste influence sur la durée de la vie. Les uns l'ont appelé *l'ambroisie* des Dieux et les autres un *poison lent*. Ces deux exagérations prouvent que le café a eu ses enthousiastes et ses ennemis. De nos jours, le café est devenu une boisson presque indispensable; il s'en fait une immense consommation. Les personnes maîgres, nerveuses, irritables et celles à qui les boissons excitantes sont contraires, feraient bien de s'en abstenir, ou du moins de ne le prendre jamais, que mêlé à de la crême ou du lait.

Le *thé* est aussi un excitant énergique; il convient aux constitutions énervées par la chaleur du climat et aux tempéraments lymphatiques des contrées brumeuses. Pris après un repas copieux, l'infusion de thé hâte la digestion et quelquefois précipite les digestions lentes et laborieuses. De même que le café, le thé a eu ses apologistes et ses détracteurs; il ne saurait convenir aux organisations excitables; on a vu souvent des insomnies, des crampes d'estomac, des tremblements et autres symptômes nerveux survenir aux personnes impressionnables qui, pour suivre le

ton et la *mode*, se croyaient obligées et s'obsti-
naient à prendre le *thé*.

Beaucoup de médecins ont émis l'opinion
que l'infusion de thé devait être réservée pour
des circonstances opportunes, et qu'en faire
un usage journalier c'était se priver d'un
excellent moyen, alors que son emploi eût été
utile.

Le choix et la quantité des aliments doivent être basés sur le tempérament, les besoins de la nutrition et l'activité des fonctions
digestives.

Le tempérament sanguin, les constitutions
robustes, athlétiques exigent des aliments con-
sistants, en rapport avec la force de l'estomac
et les besoins d'une large assimilation. On
recommande, particulièrement aux sanguins,
d'user sobrement des excitants et des stimulants de toute espèce; car, les affections in-
flammatoires, les congestions, les coups de
sang, sont les graves maladies que ce tempérament ait à redouter, pendant l'été de la vie;
la goutte, les rhumatismes, l'apoplexie et les
paralysies, pendant l'automne ou première
époque sénile.

Le régime alimentaire du tempérament bilieux doit être moins chargé de viande et de boissons excitantes; les substances mucilagineuses et acides lui conviennent. Plusieurs hygiénistes prétendent que le lait est contraire aux personnes bilieuses; mais ils ne disent point pourquoi. Ce qu'il y a de bien reconnu, c'est que, chez un bilieux en bonne santé, le lait bu ou mangé, sous toutes les formes, n'augmente nullement la quantité de bile.

Le tempérament nerveux offre de fréquentes irrégularités dans l'appétit et les forces digestives; tantôt la quantité d'aliment qu'il consomme est énorme, et tantôt elle se réduit à très-peu de chose. Les aliments grossiers et de digestion difficile sont défavorables à ce tempérament; il repousse aussi les boissons excitantes, dont l'action augmenterait sa sensibilité déjà trop exaltée.

Le tempérament lymphatique, au contraire, réclame une nourriture excitante qui aille stimuler les organes et porter son énergie dans les tissus. Les viandes noires, succulentes, les mêts savoureux, les assaisonnements excitants, et, parmi les plantes, les aromatiques, les amères, etc., lui sont très-favorables.

L'estomac, comme les autres organes, est doué d'un instinct particulier qu'il est difficile de vaincre et qui demande les plus grands ménagements; souvent il refuse de digérer et même de garder l'aliment qui lui est antipathique. Lorsque cette antipathie, ou cette répugnance, est très-prononcée, il y a dégoût et nausées, à la simple vue de l'aliment; alors il est peu rationnel, il est même imprudent de forcer l'instinct de l'organe, par la raison qu'un instant après l'ingestion de l'aliment antipathique, l'estomac le rejette par le vomissement. Le vomissement a toujours cela de fâcheux, qu'il fatigue l'estomac, ébranle le système nerveux, soustrait à l'économie une portion des aliments nécessaires à la nutrition, enfin, il peut, au plus fort d'une contraction violente, amener subitement la rupture d'un vaisseau, ou une congestion organique souvent mortelle.

L'instinct indique aux animaux les besoins de l'estomac et la quantité d'aliments que cet organe peut digérer. Les herbivores prennent peu à la fois mais mangent sans cesse. — Les carnivores mangent vite et beaucoup; mais une ou deux fois seulement par jour. — L'homme étant herbivore et carnivore à la fois, doit tenir le milieu et régler le nombre de ses repas et la quantité des aliments sur les déperditions qu'il fait. Ainsi, l'homme qui exerce de rudes travaux physiques, mange trois ou quatre fois par jour; l'homme, au contraire, qui est adonné aux travaux de cabinet ou qui mène une vie sédentaire ne mange que deux fois. Le nombre des repas est aussi réglé sur les âges et l'activité des organes digestifs; l'adulte réclame plus de nourriture que l'homme fait; l'enfant a besoin de manger plus souvent que le vieillard.

Ainsi, prendre ses repas à des heures réglées, les multiplier ou les restreindre selon le travail, le sexe, l'âge et l'activité digestive est une excellente méthode qu'il serait à désirer que tout le monde suivît. La quantité des aliments ingérés ne doit au grand jamais dépasser les forces digestives de l'estomac. L'intempérance dans le boire et le manger est un des plus cruels ennemis de la santé et de la beauté ; elle use le corps et dégrade l'intelligence. — L'hygiène recommande expressément de ne pas se livrer, aussitôt après avoir mangé, surtout après un repas copieux, à des efforts physiques ou à des travaux d'esprit soutenus, car une indigestion pourrait en résulter et les indisgestions ruinent, comme on le sait, les forces de l'estomac.

Il existe des substances qui diminuent l'assimilation alimentaire, en opérant un changement dans les molécules du sang ou des organes. L'iode, par exemple, porte atteinte à la nutrition, lorsque son usage est trop longtemps prolongé. Les sels neutres, les préparations mercurielles, produisent le même effet ; le tartre stibié, les sels raffraîchissants ont une action immédiate sur le sang ; ils modifient la nature de la fibrine, ce qui rend leur emploi très-précieux dans le traitement des inflammations.

Lorsque la composition du chyle est viciée soit par des aliments de mauvaise qualité ou détériorés, soit par l'effet d'un principe morbifique constitutionnel ou innoculé, le sang participe nécessairement à cette viciation.

Alors surviennent des troubles dans l'économie des déformations, des dégénérescences
comme dans le rachitisme, le scorbut, les
scrofules, la syphilis, la goutte, etc. Ces terribles affections se manifestent presque toujours par des exhalations et des excrétions
morbides, par des affections cutanées, des ul-
cérations et, quand elles sont portées à un
haut degré, par une dégénérescence du système osseux. Ici, ce sont les substances phar-
maceutiques ou médicinales qui doivent combattre ces implacables ennemis de l'organisation humaine, mais l'alimentation et le régime
leur sont d'un grand secours. Nous avons
parlé, dans l'*Hygiène du Mariage*, des dépu-
rateurs du sang, en tête desquels l'expérience
a placé le ROB *Boiveau-Laffecteur*.

L'étude des aliments considérés sous le
double rapport de leur composition chimique
et de leur assimiliation à tel ou tel organe est
de la plus haute importance pour le développement du corps et le maintien d'une santé
vigoureuse. Une alimentation basée sur ces
principes et marchant de pair avec la gymnastique a des résultats prodigieux, incroyables.

Ainsi, l'on peut, au moyen d'un régime approprié, corriger certains vices héréditaires ou acquis, réformer, changer la constitution et opérer le renouvellement de l'être tout entier. Comme l'indique la classification des aliments que nous avons donnée, il est facile de diriger à son gré les sucs nutritifs sur tel organe, tel parenchyme ou tel tissu de l'économie. Si on les dirige sur le système musculaire, on verra les muscles grossir, se développer sous leur influence. Est-ce dans les lamelles du tissu cellulaire que les sucs nutritifs sont dirigés; en peu de temps la personne la plus maigre engraissera; pour obtenir le résultat contraire, il ne s'agira que de supprimer les sucs qui arrivent au tissu cellulaire et l'on dégraissera les obèses, lorsque, toutefois, ces deux maladies, la maigreur et l'obésité ne seront point dues à une dégénérescence organique.

Nous allons exposer, dans les chapitres suivants, les diverses méthodes suivies pour transformer l'être humain, c'est-à-dire, pour augmenter ou diminuer la masse de son corps, développer tel ou tel système et arrêter la nutrition de tel autre, enfin asservir la nature à l'art, sans porter atteinte aux lois physiologiques, dont le parfait équilibre se traduit par la santé.

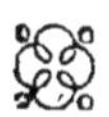

CHAPITRE XI.

DE L'EMBONPOINT ET DE LA MAIGREUR.

Dans un précédent ouvrage, intitulé : *Hygiène du Visage et de la peau*, nous avons donné la description anatomique et physiologique de l'organe cutané, afin qu'on pût se rendre compte de ses importantes fonctions, pour la santé ; nous croyons qu'il ne sera pas inutile de dire encore, ici, quelques mots sur la composition et la structure du tissu cellulaire et du tissu adipeux ou graisseux, pour que chaque lecteur saisisse nettement les causes et la marche de l'embonpoint et de la maigreur.

Tissu cellulaire. Ce tissu, généralement répandu dans la totalité du corps, remplit les vides existant entre les organes, il leur sert d'enveloppe et les unit entr'eux, ce qui lui a fait donner, par quelques physiologistes, le nom de *tissu unissant*.

La couche cellulaire, immédiatement placée sous la peau, marche avec elle et la suit presque partout ; tantôt elle s'épaissit, tantôt elle diminue au point de ne laisser aucune trace. Le tissu cellulaire sert à fixer la peau aux chairs, à combler les vides intersticiels, à loger la graisse et à donner au corps ces belles formes arrondies qui plaisent tant aux yeux ! Le tissu cellulaire est composé de fibres blanches, résistantes, élastiques, dont la réunion forme des lamelles de dimension variable ; ces lamelles, à leur tour, s'entre-croisent et donnent naissance à des aréoles ou cellules dans lesquelles s'organise le tissu adipeux ou graisseux.

Tissu adipeux. — L'humeur, appelée graisse, est contenue dans de petites vésicules qui sont logées elles-mêmes dans les aréoles du tissu cellulaire sans y adhérer. Chaque aréole contient un nombre, plus ou moins grand, de vésicules graisseuses qui, d'après le célèbre Mascagni, possèdent une artère, une veine et un conduit sécréteur. De tous les tissus de l'économie, la graisse est celui qui se forme et disparaît le plus vite : la moindre maladie la fait diminuer, et quelques jours d'un bon régime suffisent pour l'augmenter.

Du développement des vésicules graisseuses dépend l'embonpoint ; leur *hypertrophie* (1) ou excès d'accroissement amène l'*obésité* ; leur *atrophie*, ou excès contraire, conduit au *marasme*. En d'autres termes, l'excès d'embonpoint dépend d'un défaut d'équilibre entre les réparations et les pertes ; l'amaigrissement dépend du défaut d'équilibre entre les pertes et les réparations.

D'après cet exposé, clair pour tout le monde, il est facile de comprendre que les moyens dirigés contre l'obésité devront être

---

(1) *Hypertrophie*, dérivé de deux mots grecs, signifie excès de nourriture.

(2) *Atrophie*, également dérivé du grec, signifie défaut de nourriture.

ceux qui diminuent la sécrétion de la graisse dans les vésicules et qui augmentent les pertes ou excrétions. — Les moyens contre la maîgreur seront d'un ordre tout-à-fait opposé ; et la conséquence logique de l'emploi bien entendu de ces moyens devra être la guérison.

Obésité.

L'obésité, ainsi que nous venons de le dire, est l'hypertrophie ou développement excessif du tissu adipeux. Les traits et les formes disparaissent sous des pelotes de graisse, les mouvements deviennent de plus en plus difficiles, et le corps ne présente plus qu'une masse informe. Les parties où le pannicule graisseux est le plus abondant sont celles qui acquièrent un plus gros volume ; le ventre et les mamelles arrivent, quelquefois, à un développement si énorme, que le corps, ayant perdu toutes ses formes primitives, n'est plus qu'une monstrueuse caricature.

Lorsque l'obésité n'affecte point des organes essentiels tels que le cœur et le poumon, la vie est compatible avec cette gênante

infirmité ; mais si la graisse envahit l'un de
ces organes, l'obèse est menacé d'asphyxie ou
suffocation.

Ages et tempéraments qui prédisposent à l'obésité.

C'est particulièrement aux tempéraments
lymphatiques et lymphatico-sanguins que
cette maladie s'attaque, c'est aussi vers le
milieu de la vie, époque de la seconde jeunesse que les sujets commencent à prendre
de l'embonpoint. Le savant Hoffmann a dit :
— Les sujets lymphatiques qui, s'adonnant à
la bonne chère, prennent peu d'exercice et
jouissent d'une grande tranquillité d'âme,
doivent nécessairement engraisser, et l'obésité
les menace.

Le régime diététique, le travail, l'exercice,
sont les meilleurs préservatifs de l'excès d'embonpoint. Dans une armée active de 50 mille
hommes on ne rencontre point un seul obèse,
mais on peut affirmer que vingt-cinq, sur
cinquante, le diviendront, par l'oisiveté et
l'abondance.

Si l'embonpoint modéré est un signe de

santé, son excès est un indice de faiblesse. La graisse s'accumule sur les points où le mouvement et la vitalité sont faibles : comme au ventre et à la poitrine. Des praticiens observateurs ont constaté qu'à la suite d'affections épuisantes, on voit les malades engraisser ; cela tient au défaut de proportion entre l'exsudation et la résorption. Les obèses, selon Boérhaave, paraissent bien portants et vigoureux, mais ce n'est qu'en apparence ; car, ils sont plus exposés que les autres aux maladies et ne peuvent résister à aucune fatigue. Hippocrate avait déjà dit que les gens trop gras sont plus facilement atteints, que les autres, par les affections régnantes, et que la mort fait, parmi eux, de nombreuses victimes. Enfin, tous les médecins conviennent que sur deux sujets atteints de la même maladie, l'un trop gras, l'autre ni gras ni maîgre, ce dernier aura dix chances de guérison, tandisque le premier n'en aura qu'une.

Ces opinions, des plus savants médecins, méritent une attention sérieuse de la part des personnes qui ont une prédisposition à trop engraisser ou qui sont en voie d'obésité. Nous leur dirons que cette maladie, prise à son début, cède ordinairement au régime, tandis qu'une fois déclarée, elle est plus difficile à extirper ou du moins elle demande un temps plus ou moins long, suivant la docilité du sujet à exécuter les prescriptions des hommes de l'art.

Le traitement rationnel de l'obésité n'a rien de dangereux, et les médecins qui ont avancé que sa guérison avait des suites fâcheuses, ont sans doute voulu parler de quelques traitements empiriques également réprouvés de l'art et de la saine raison. De ce que certains rémèdes mal employés ont été funestes, doit-il s'ensuivre qu'il n'en existe point d'efficaces? Si l'on guérit les goîtres, les glandes indurées, les exostoses, on peut, à plus forte raison, diminuer l'embonpoint, attendu que les bourrelets graisseux sont beaucoup plus faciles à résoudre que les indurations et les exostoses. Du reste, de tous temps l'obésité fut regardée comme une infirmité assez grave, et fixa l'attention des médecins les plus habiles; si les moyens dirigés contre elle, n'ont pas eu des résultats complets, on ne doit cependant point la regarder comme incurable.

Dans l'ancienne Grèce, surtout chez les Spartiates, l'embonpoint était un déshonneur, parcequ'il faisait supposer les hommes inhabiles à la guerre, et les femmes peu propres à faire de nombreux enfants. Les Ephores décrétèrent que les jeunes gens, ayant une prédisposition à engraisser, seraient frictionnés, chaque jour, de la tête aux pieds, avec de l'eau salée. Après ces frictions, on les lançait dans le gymnase, où ils devaient s'exercer jusqu'à ce que la sueur ruisselât de tout le corps. Leur régime, composé de viande de lièvre rôtie, fortement épicée, et de vin aigrelet, complétait un traitement presque toujours couronné de succès.

Hippocrate, Asclépiade et Galien conseillaient les purgatifs, les sudorifiques joints à une alimentation peu substantielle et peu abondante.

Presque tous les médecins modernes ordonnent l'exercice et le régime.

Le docteur Andry, auteur de la première orthopédie qui ait paru en France, conseille, comme un excellent moyen de diminuer la graisse, d'abord le régime et ensuite 1/2 gros de cendres d'écrevisses, pris chaque jour dans un peu de bouillon dégraissé. Dans le cas où le succès se ferait attendre, il prescrit de mélanger à cette cendre autant de cendres d'éponges. Ce remède est si exténuant, ajoute ce médecin, qu'il peut occasionner une grande maigreur. Nous ne garantissons nullement les effets de cette médication.

Le traitement que nous proposons comme le plus efficace, repose sur les lois physiologiques et sur le mode de nutrition ; il consiste tout simplement à diminuer les réparations et à augmenter les pertes ; nous allons démontrer qu'il est facile d'arriver à ce résultat.

Traitement rationnel de l'Obésité.

Régime alimentaire. — Si le lecteur a retenu ce qui a été dit au chapitre de la classification des aliments, il doit se rappeler que les aliments gras, gélatineux, féculents, farineux, etc., que les boissons chargées de principes nutritifs, comme la bière, le cidre, les vins doux se transforment, par la digestion,

en un chyle qui se dirige, presque en totalité,
sur le tissu graisseux ; or, il est évident que
l'obèse devra s'abstenir complètement des aliments de cette classe.

Le régime alimentaire sera exclusivement
composé d'aliments secs, stimulants, épicés :
— les viandes chargées de carbone et d'azote
comme celles de bœuf, de mouton, de lièvre,
de chevreuil, parfaitement dégraissées ; — la
perdrix, la grive, le faisan, le pigeon, etc. :
— les végétaux stimulants ou aqueux, les
haricots verts, les épinards, les endives, etc.,
préparés au sucre, jamais à la graisse. —
Toutes les espèces de salades fortement vinai-
grées ; — les fruits acides, etc.

Les boissons seront choisies parmi les vins
secs, surtout les vins blancs, largement cou-
pés d'eau, les limonades, l'eau de seltz, le
café noir, etc. On recommande aussi de
prendre, de temps en temps, des tisanes sudorifiques et diurétiques, quelques légers purgatifs, soit en potion soit en lavement, afin de
provoquer des pertes par les sueurs, les urines et les excrétions alvines ; mais il faut être
extrêmement sobre de ces moyens et les sup-

primer aussitôt que le canal intestinal s'en trouve incommodé.

L'énergie de ce régime est encore augmentée par les lotions d'eau salée, sur tout le corps, et les frictions d'hydriodate de potasse dissous dans l'alcool, faites deux fois par jour sur les parties les plus chargées de graisse, comme le ventre, la poitrine ou les seins. Ces frictions, dont la durée doit être d'une demi-heure, ont l'avantage de favoriser la fonte de la graisse, qui se dissipe peu à peu par les sueurs, les urines et les autres excrétions.

Selon le savant Hunter, la compression est un excellent moyen d'activer l'action des vaisseaux qui résorbent la graisse. On sait que dans certaines maladies graves, où une diète absolue est exigée pendant un temps fort long, la nutrition s'opère par l'absorption de la graisse qui est alors le seul aliment fourni à la circulation. Dans ce cas, si la diète se prolonge, non-seulement toute la graisse sous-cutanée est résorbée, mais encore toute celle qui entoure ou s'étend sur les divers organes et diverses régions du corps. C'est cette résorption qui occasionne l'affreuse maigreur dans laquelle tombent les sujets forcés à une longue privation d'aliments. Or, un moyen naturel de diminuer l'excès d'embonpoint surgit de ces considérations, c'est celui de comprimer doucement les parties qu'on veut réduire de volume, en même temps qu'on s'astreint à un régime sévère, ou du moins au régime que nous venons de décrire.

On a aussi préconisé l'étincelle électrique comme un très-bon dissolvant de la graisse ; les obèses peuvent encore essayer ce moyen.

Enfin, les auxiliaires indispensables de ce traitement *anti-pachique* sont : un exercice de tous les jours, porté jusqu'aux sueurs et à la fatigue : — se lever tôt, se coucher tard et ne donner que fort peu de temps au sommeil, cinq heures par exemple. Ces moyens, soutenus par une grande agitation d'esprit, doivent logiquement dégraisser le corps le plus obèse et ramener l'organisme à ses fonctions normales. Les deux exemples suivants en fourniront la preuve :

Un énorme milord, du poids de 495 livres, jeune encore, et qui avait essayé de tous les

remèdes contre sa monstrueuse obésité, ren-
contra, par hasard, dans une société de Londres, un médecin français. La première question qu'il lui adressa fut pour s'informer si
ce disciple d'Esculape ne connaissait point
un remède contre la maladie qui l'affligeait.

— C'est tout justement ma spécialité, lui
répondit le docteur ; depuis long-temps j'ai
borné ma pratique à engraisser ou à dégraisser
les personnes qui m'accordent leur confiance.

— Réussissez-vous quelquefois ?

— Toujours, lorsqu'il y a chance de succès
et qu'on suit mes prescriptions.

— Oh ! mon excellent ami, s'écria le milord, dont les yeux brillèrent d'un indicible
espoir, vous serez mon sauveur, et tous les
sterlings que je possède ne pourront payer la
dette que j'aurai contractée envers vous, si
vous me dégraissez !

— Il s'agit d'abord de savoir si vous con-
sentirez à vous soumettre au traitement ?

— Oui, je ferai tout ce que vous m'ordon-
nerez ; dès aujourd'hui je me mets à votre entière discrétion. Je n'aurai de volonté que la
vôtre.

— Eh bien, milord, il faut dès demain quitter votre patrie et me suivre en France. Trois mois de séjour suffiront. Notez bien ceci : Demain vous sortirez de Londres gros et rond comme un tonneau, et vous y rentrerez dans trois mois aussi élancé qu'un lévrier.

A ces mots, le milord aurait sauté de joie si son poids formidable ne l'eût invinciblement attaché au sol ; à défaut de cette manifestation, sa joie se traduisit par une étroite poignée de main.

Le lendemain ils partirent ensemble, et deux jours après arrivèrent dans un village de Bretagne, perdu au milieu des prés et des forêts. Le médecin remit son client entre les mains d'un de ses parents, nommé maître Pick, riche paysan, qui cultivait lui-même ses terres, et, après lui avoir donné toutes les instructions nécessaires, fut prendre congé de son malade, lui promettant de revenir bientôt.

Les trois premiers jours, milord jouit de sa liberté et sourit aux champêtres beautés que la nature étalait à ses yeux ; il mangea

fort peu ; les aliments qu'on lui offrait ne pouvaient convenir qu'à un estomac de paysan,
et le sien n'avait jamais été traité qu'en estomac de milord. Le quatrième jour, il se vit
cependant forcé de manger ce qu'il avait refusé la veille, sous peine de défaillir de besoin. — Le cinquième jour, maître Pick lui
dit : — Mon ami, tout le monde ici travaille
pour gagner sa pitance, vous travaillerez
comme les autres, car je ne veux point nourrir
une bouche inutile. — Milord fit une piteuse
grimace, et le paysan ajouta : — Si vous ne
travaillez pas de bonne volonté, on vous y
contraindra par la force, car il est bon de ne
pas vous laisser ignorer que je vous ai acheté
cent schelings à votre conducteur, et que vous
êtes ma propriété pour trois mois ; ce temps
écoulé vous redeviendrez libre, mais à dater
d'aujourd'hui vous commencerez à me servir.

L'Anglais resta d'abord stupéfait de ce qu'il
venait d'entendre ; puis il entra en fureur et
se récria contre une aussi noire perfidie, qu'il
taxait de guet-à-pens infâme... Mais il eut
beau s'agiter, protester, jurer, faire la mauvaise tête, ce fut peine inutile ; sur un signe

de maître Pick, trois vigoureux paysans se saisirent de son énorme personne, et, lui ayant mis un fouet en main, l'entraînèrent dans une immense prairie où sa tâche fut de garder le bétail.

Trois semaines s'étaient écoulées, et maître Pick s'apercevant d'une diminution sensible dans la rotondité de son hôte, lui dit un soir : — Vous ne garderez plus le bétail ; c'est à votre tour demain d'aller casser les mottes derrière la charrue. — Milord fut forcé de s'armer d'un lourd maillet et de remplir la tâche que le maître lui avait imposée. Pendant ce pénible travail son corps ruisselait comme une fontaine ; il suait à arroser les sillons, et à l'heure des repas on lui donnait, pour confortable, un morceau de pain noir frotté avec de l'ail. Dix jours de *maillet* réduisirent son corps à la moitié du poids primitif. Maître Pick continua à diriger son élève en le faisant passer d'un travail à un autre travail qui demandât une plus grande dépense de forces musculaires.

Après trois mois d'une vie si rude, notre milord avait les mains et les pieds calleux, le

visage bronzé, osseux; son ventre avait dis-
paru, les bourrelets graisseux de sa poitrine
s'étaient fondus; ses bras, naguère gros et
ronds comme des colonnes, montraient leurs
saillies tendineuses; il était redevenu homme,

Alors le médecin reparut et fut lui-même
étonné du changement opéré dans la constitution de l'obèse. — Eh bien! mon cher milord, lui dit-il, croyez-vous aujourd'hui à
l'efficacité de mon traitement? — Je suis extrêmement heureux de l'avoir suivi et surtout
terminé; cependant je vous avoue que si c'é-
tait à recommencer, malgré tout mon désir
d'être dégraissé, je n'aurais pas assez de force
de volonté pour m'y soumettre de nouveau.
Mais puisque le but est atteint, je vous en re-
mercie et vous prie instamment de me ramener, au plus vite, dans ma chère patrie.

Arrivé à Londres, la famille du milord ne
voulut pas le reconnaître, tant la métamorphose était grande; ce ne fut qu'après avoir
prouvé son individualité qu'il put rentrer
dans son hôtel.

Autre Cure non moins prodigieuse.

Un père supérieur d'une riche communauté se trouvait, par suite de la vie paresseuse du cloître et de la bonne chère, arrivé à ce point où l'homme n'est plus qu'une masse de graisse informe. Le mouvement lui était devenu impossible; il ne conservait plus que celui des mâchoires. Menacé d'être étouffé sous l'enveloppe de graisse qui s'épaississait de jour en jour, le père résolut de se mettre à la discrétion d'un médecin, en grande renommée pour la guérison de cette maladie, et se fit voiturer à sa maison de santé.

Le médecin usa largement du plein pouvoir qu'on lui accordait; il commença par changer la qualité et diminuer graduellement la quantité des aliments que le supérieur engloutissait chaque jour; puis au bout d'un certain temps, lorsque le père eût un peu diminué, il employa les moyens gymnastiques dont voici l'exposé :

Deux hommes vigoureux saisissaient le supérieur par-dessous les bras et l'entraînaient dans la grande allée du jardin; là, on l'obligeait à pratiquer, pendant plus ou moins de temps, la course à pied, tantôt usant de ses jambes et tantôt se laissant traîner lorsqu'elles refusaient. Cette course forcée durait jusqu'au moment où la sueur ruisselait de son corps; alors il était reconduit dans une vaste chambre et jeté sur une paillasse afin de s'y reposer de ses fatigues. Venait le soir, le pauvre père se sentait une faim dévorante; hélas! point de mets délicats à savourer, point de ces vins délicieux qui, autrefois, flattaient si bien sa sensualité; de l'eau et du pain, voilà tout... Mais pour avoir ce pain il fallait le gagner en recommençant une nouvelle gymnastique. La miche de pain qu'on lui donnait se trouvait entourée d'un réseau de ficelle et suspendue au plafond, par une corde, à une distance qui ne permettait pas de la saisir avec les mains. Pressé par la faim, le supérieur se voyait dans la nécessité de s'armer d'une vieille lame de sabre qu'on avait mise près de lui dans ce but, et de frapper la miche pour en enlever des morceaux; encore était-il obligé de sauter pour l'atteindre. Fatigué, il se reposait, mais la faim le

remettait sur pied et de nouveau il recom-
mençait l'exercice jusqu'à ce que la miche
sabrée de tous côtés tombât par morceaux. Il
eut beau supplier le médecin de mettre un
terme à ses tortures ; celui-ci ne voulut rien
entendre, et le père supérieur se vit forcé de
gymnastiquer ainsi pendant deux mois, au
bout desquels il sortit de la maison de santé
parfaitement dégraissé.

Un traitement semblable serait beaucoup
trop dur pour le beau sexe ; peu de femmes
auraient la volonté de s'y soumettre et de le
suivre jusqu'au bout ; aussi n'avons-nous cité
ces deux exemples que pour mieux faire sentir la nécessité absolue de changer de manière
de vivre et de se livrer à un exercice soutenu
dès qu'on s'aperçoit de la moindre tendance
à un excès d'embonpoint.

Il existe certains topiques ou remèdes locaux qui agissent directement sur le tissu
graisseux, soit en diminuant son activité nu-
tritive, soit en opérant la fonte de la graisse.
Ainsi, plusieurs femmes, qui avaient vu disparaître, sous des bourrelets graisseux, l'élégance de leur taille, se seraient bien trouvées

de l'application de ceintures, dans la duplica-
ture desquelles elles étendaient une couche de
sel de cuisine. Ces ceintures auraient eu la
vertu d'atténuer peu à peu, et sans danger,
l'enveloppe graisseuse qui empâtait leurs formes.

Pline, le naturaliste, assure que les dames
romaines, qui ne craignaient rien tant qu'une
gorge volumineuse, l'enfermaient, de bonne
heure, dans des moules, pour en arrêter le
développement. Si les seins repoussaient cet
obstacle et grossissaient toujours, alors elles
les dégraissaient sans nul inconvénient, en les
recouvrant de la chair d'un poisson nommé
ange. Si l'assertion de Pline est vraie, on doit
regarder, comme très-facheuse, la perte d'un
tel topique : ce poisson ne se retrouve plus...

Un autre moyen, plus récent et presqu'aussi
simple, aurait été mis en usage, avec succès,
dans les couvents de religieuses, où une gorge
grasse et proéminente était un scandale. Le
voici : On composait un cataplasme avec de
la terre sigillée, un peu de chaux, du suc de
persil et de l'albumine ou blanc d'œuf. Lorsque le tout avait été bien battu et réduit à

consistance de cataplasme, on l'appliquait sur les seins. Ce procédé peut réussir, mais il est de beaucoup inférieur aux frictions avec les préparations d'iode.

Une foule d'autres procédés, plus ou moins absurdes, plus ou moins violents, ont été proposés et mis en usage contre l'obésité, tels que l'ablation de la graisse avec l'instrument tranchant, les purgatifs violents, une diète absolue, etc. Quelques-uns de ces moyens sont impraticables, les autres sont infidèles et dangereux, comme de boire du vinaigre, par exemple, préjugé assez généralement répandu; enfin, tous sont funestes en ce sens qu'ils attaquent les sources de la vie et développent des maladies le plus souvent incurables.

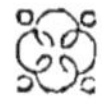

CHAPITRE XII.

MAIGREUR.

La maigreur consiste, non-seulement dans l'atrophie du tissu adipeux, mais encore dans la diminution de volume de tous les systèmes d'organes qui composent l'être vivant. Nous avons dit qu'elle était causée par un défaut d'équilibre entre les réparations et les pertes; or, toutes les fois que la somme des déperditions dépasse de beaucoup celle des réparations le corps maîgrit, et la maigreur augmente en raison de la durée de cet état vicieux.

Il ne sera point question ici de cette déplorable maigreur causée et entretenue par des altérations organiques, telles que la tuberculisation générale, la phthisie, dont l'action lente, mais incessante, mine le corps et le réduit à l'état de squelette, avant de le précipiter dans la tombe.

Ces graves affections sont du ressort de la haute médecine qui, presque toujours, n'est point consultée à temps pour en arrêter les progrès mortels.

La maigreur, dont nous allons nous occuper, toujours compatible avec la santé, n'est, le plus ordinairement, entretenue que par la rapidité, l'énergie des mouvements de décomposition et la faiblesse de ceux d'assimiliation, soit à cause de l'excessive irritabilité du tempérament, soit à cause de l'état moral de l'individu. Ainsi, les tempéraments nerveux, mélancoliques, les passions tristes, les vives contentions d'esprit, les veilles, les fatigues prolongées, les chaleurs excessives, les jeûnes, l'abstinence volontaire ou forcée, l'insuffisance de nourriture ou sa mauvaise qualité, l'abus des excitants, l'excès des plaisirs, etc., sont autant de causes de maigreur qui peuvent être avantageusement combattus par les moyens hygiéniques. Ces causes étant détruites, la nutrition reprend son cours physiologique, et le système graisseux reçoit, comme les autres systèmes, sa portion de sucs nourriciers.

La maigreur est, pour la beauté, un ennemi encore plus redoutable que l'embonpoint, car si l'une grossit les formes, exagère, empâte les contours, l'autre les aplâtit, les dessèche, et les réduit aux lignes anguleuses, qui caractérisent la laideur.

Dans aucun pays du monde, la femme maigre, montrant les saillies de sa charpente osseuse, n'éveilla le désir, n'inspira l'amour ; tandis qu'en Orient les femmes, matelassées de graisse, passent pour belles et sont très-recherchées. Nous mêmes, peuple civilisé, nous pardonnons plus facilement une exubérance de formes que le défaut opposé.

Traitement. — Dans la maigreur qui ne dépend point d'une lésion organique, la première indication est de faire cesser la cause qui l'entretient et de soumettre le sujet à un régime qui augmente les réparations et diminue les pertes.

Qu'une personne, par exemple, habituée à se nourrir de viandes noires, de haut goût, de mêts fortement épicés, usant de boissons excitantes, vins secs, thé, café, etc., dépensant beaucoup en activité physique et intellectuelle, en veilles, en agitation morale, que cette personne, dis-je, change sa manière d'être et de vivre, qu'elle choisisse ses aliments parmi les substances grasses, gélatineuses, féculentes ; que ses boissons soient prises parmi les liquides chargés de principes nutritifs, comme la bière, le cidre, les vins doux ; qu'elle accorde peu de temps à la veille et beaucoup au sommeil ; qu'elle soit dans une parfaite quiétude d'esprit, en un mot, qu'elle donne beaucoup à la vie animale et fort peu à la vie intellectuelle ; sous l'influence de ce régime, continué pendant plusieurs semaines, il faut, nécessairement, qu'elle engraisse.

Les *aliments* les plus favorables à l'embonpoint, c'est-à-dire, ceux qui portent directement au tissu graisseux, leurs sucs nutritifs, sont : — toutes les espèces de graisses, les viandes grasses et blanches, les gelées et les consommés de viandes, l'huile, le beurre, le lait, les fromages frais, les pâtes féculentes et les légumes préparés avec beaucoup de graisse.

Les *boissons* qui contribuent le plus à engraisser, sont le cidre et les vins doux, la bière, l'hydromel, l'hypocras, etc. On cite une foule de garçons brasseurs qui, entrés fort maigres dans une brasserie, y ont acquis un embonpoint remarquable; plusieurs même, d'un tempérament lymphatico-sanguin, sont arrivés à l'état d'obésité, par le seul usage de la bière nouvelle. Les vins doux, les raisins et les figues produisent des effets à peu près semblables.

Un point très-important, c'est la variété dans l'alimentation, c'est-à-dire qu'il faut manger de plusieurs mêts dans le même repas et, autant que possible, en choisir chaque jour de nouveaux, de façon que ceux qui sont mangés aujourd'hui ne reparaissent que trois ou quatre jours après. Une preuve que les organes de la digestion s'accommodent parfaitement de cette variété, c'est qu'un estomac qui est devenu paresseux à digérer toujours les mêmes aliments, retrouve ses premières forces pour digérer des mets nouveaux.

Les repas ne doivent jamais être trop copieux ; il est préférable de manger trois fois par jour avec modération, que de manger deux fois trop copieusement. Une trop grande quantité d'aliments fatigue l'estomac ; le travail de la digestion se fait péniblement et celui de la chymification reste imparfait, d'où il résulte une moindre quantité de chyle.

Le régime de l'engraissement demande aussi quelques bains entiers d'eau tiède, des frictions sur la surface de la peau, avec une flanelle sèche ou imbibée d'un liquide excitant, tel que le vin aromatique ; enfin, un léger purgatif, pris chaque semaine, pour débarrasser le canal digestif des saburres qui pourraient s'y être formées.

Nous venons de dire que les Orientaux préféraient les femmes grasses, énormément grasses, à toutes les autres. La beauté, pour eux, ne réside point dans la pureté des lignes, dans l'élégance des contours, dans la gracieuse souplesse des mouvements ; ce sont des masses de chair qu'il leur faut, ce sont des formes larges, rebondies, des poitrines énormes qu'ils recherchent.

Nous fermerons ce chapitre par l'exposition des moyens dont se servent les femmes de ces climats, pour obtenir cet énorme embonpoint, qui les rend si précieuses aux yeux des polygames d'Asie.

Les femmes des sérails et des harems, créatures indolentes, mènent généralement une vie douce et tranquille, lorsqu'elles savent se conformer aux règles de la maison, — leurs occupations se bornent à boire et à manger ; à composer leur toilette, selon les goûts du maître, à prendre des bains et à s'endormir mollement sur de moëlleux tapis. Elles se nourrissent de viandes blanches et de gelées de jeunes animaux, de riz, de fécules de sagou, de salep, de pilau aux raisins de Corinthe ; elles boivent de l'hydromel, et font régulièrement, après le repas, une longue sieste. Exemptes de toute passion, de toute émotion pénible, elles passent, nonchalamment, leurs journées, au milieu des parfums et des fleurs.

Les bains fréquents et le massage, les onctions huileuses, au sortir du bain, pour s'opposer aux pertes par la transpiration ; l'habitude de prendre des aliments et surtout des boissons nutritives dans le bain, tels que dattes, pistaches, olives, lait d'amandes douces et de noix de cocos ; l'usage de l'hydromel et du *kalva,* espèce d'électuaire, où il entre des amandes de ricin, qui excite l'appétit, active la digestion et purge doucement ; enfin beaucoup d'autres moyens, dont les détails deviendraient fastidieux, font, en peu de temps, acquérir à ces femmes, ce luxe de formes et cet embonpoint excessif qui leur vaut le titre envié de favorite (1).

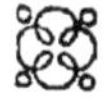

(1) Pour les détails du *bain des femmes d'un harem,* voyez notre **Hygiène des Baigneurs,** ouvrage où se trouve la description de toutes les variétés de bains usités chez les divers peuples de la terre. **Prix :** 2 fr., chez **Moquet,** libraire, rue de la Harpe, 90, à Paris.

CHAPITRE XIII.

ADDITION AUX CHAPITRES PRÉCÉDENTS.
MÉTHODE ANGLAISE DITE DE L'ENTRAINEMENT.

Des Modifications et Transformations que l'alimentation et le régime peuvent opérer dans l'économie humaine.

La lumière, l'obscurité, l'air, l'eau, les substances alimentaires et médicamenteuses, les exercices gymnastiques et le repos, etc., sont autant de modificateurs de la vie et de la forme humaine; les aliments et boissons surtout, le régime et la gymnastique dirigés selon l'art, peuvent être regardés comme les principaux modificateurs. Des faits nombreux attestent, chaque jour, leur puissante influence sur l'économie et les prodigieux résultats qu'on en obtient.

Nous avons dit dans l'*Hygiène du Mariage, deuxième édition* : — Prendre l'être humain à sa naissance, suivre la nature et la favoriser dans sa marche normale ; la réprimer, l'arrêter dans ses tendances vicieuses ; régler et distribuer la nutrition de manière à perfectionner les instruments de la vie ; se conformer strictement aux préceptes hygiéniques, fruits d'une sage expérience, afin d'assurer à l'enfant le développement complet de ses facultés physiques et morales ; tel est le but vers lequel les parents et les instituteurs devraient incessamment diriger leurs efforts.

Cette éducation de la vie animale n'est point une utopie, comme on pourrait le croire, c'est une vérité désormais reconnue et dont on devrait multiplier les applications.

Si nous jettons les yeux sur le règne végétal, ne voyons-nous pas les fleurs des champs devenir doubles, triples dans nos jardins ; des

arbres donner des fruits plus gros, plus savoureux ; des plantes acquérir d'énormes dimensions, au moyen de certains procédés, dont
s'est enrichie l'horticulture. M. Puvis a constaté que des melons arrosés avec du purin,
selon sa méthode, étaient arrivés à un poids
de 35 à 40 livres, sans qu'ils eussent rien
perdu de leur délicatesse et de leur parfum.

Si nous passons au règne animal, nous
voyons aussi que le développement de la forme
est toujours dû au mode de nutrition et à
l'hygiène instinctive. Nous avons dit, au chapitre procréation de l'*Hygiène du Mariage,*
que le savant Duméril déterminait, à son
gré, la sexualité chez les abeilles, par l'alimentation et la quantité d'air. Milne Edwards
s'est opposé à la métamorphose des têtards en
crapauds, en les privant d'air et de lumière,
et en leur faisant acquérir, sous la même
forme, par la nutrition, des dimensions énormes. Les œufs d'oie, de poule, de canard,
etc., qu'on fait éclore par des moyens artifi-
ciels, produisent des monstruosités de telle
ou telle partie, calculées sur l'application de la
chaleur, pendant la période d'incubation.

A mesure que l'être s'élève sur l'échelle animale, ces faits acquièrent une plus grande importance.

Les peuples de l'antiquité avaient acquis, par leur système d'éducation physique, la vigueur et le courage ; leur constitution, fortement trempée, dès le bas-âge, résistait aux intempéries les plus meurtrières ; ils méprisaient la douleur et, de sang-froid, bravaient la mort. Les Hellènes possédaient, entre tous les peuples, la beauté du corps au plus haut degré, cependant cette *eumorphie* si célèbre, dans l'ancienne civilisation, ne leur avait pas été transmise par leurs ancêtres. Les Grecs, d'après Hérodote, auraient dû cette beauté physique à une loi de Solon, relative à l'âge, au tempérament et aux choix des individus dans l'union des sexes. Plus tard, les peintures, les statues représentant la forme humaine sous les formes les plus élégantes, ne furent point étrangères à l'amélioration de la race ; leur profusion sur les places, dans les édifices publics et les maisons particulières, impressionna ce peuple d'artistes et agit vivement sur l'imagination des femmes enceintes.

sement, sont devenus invariablement héréditaires : ce qui tendrait à prouver qu'une
forme, factice d'abord, deviendrait naturelle
au bout d'un certain laps de temps.

Chez toutes les nations du globe on trouve
des traces visibles des efforts de l'art pour re-
trancher, ajouter ou modifier la forme et les
traits de l'être humain, et, selon l'état de civilisation ou de barbarie, ces efforts ont porté
la forme humaine à un certain degré de
beauté, de perfection, comme chez les anciens
Grecs, ou l'ont dégradée jusqu'à la laideur,
comme chez quelques peuplades hideuses
d'Afrique et d'Amérique.

Les Anglais, nos maîtres dans l'art plastique appliqué au règne animal, sont parvenus, à force d'interroger la nature et de la
suivre dans ses mystérieux détails, à décou-
vrir quelques-unes des lois de la matière vivante. Aujourd'hui, l'homme peut, à son
gré, retarder ou précipiter la marche de la
vie ; il peut rendre l'animal fort, vigoureux,
grand, petit, débile, étiolé, selon sa fantaisie,
son caprice ; et tous ces prodiges s'opèrent par
le régime et l'alimentation.

Après quinze ans d'essais et d'expériences raisonnées, le célèbre Bakwel parvint à établir, sur des bases solides, sa méthode de l'*entraînement*. Les résultats qu'il obtint dépassèrent son attente. Ainsi, il forma des bœufs pour la charrue et la boucherie ; des chevaux pour le trait et la course, des moutons, des chèvres, des chiens de toute taille, de toutes formes, etc. Les bœufs qu'il élevait pour la boucherie avaient des jambes courtes, une panse étroite, de petits os, la peau mince, tandis que la poitrine et l'intervalle compris entre les deux hanches étaient larges, profonds et énormément charnus ; la masse musculaire formait les deux tiers du poids de l'animal. Bakwel jugeant les cornes inutiles aux bœufs qu'on élève pour tuer, créa une race bovine sans cornes, et par ce moyen détourna, au profit de la chair et de la graisse de l'animal, les sucs nutritifs destinés à la formation des cornes. Il éleva des moutons et des chèvres pour le suif seulement, et obtint des animaux monstrueux de graisse et ayant un système musculaire si peu développé que la locomotion leur devenait impossible. C'est à

cet homme, justement célèbre, que l'Angle-
terre doit ses bœufs énormes, ses excellents
chevaux et ses belles races ovine et canine.

La méthode de Bakwel est devenue Euro-
peenne. Les fermiers éclairés et intelligents
l'appliquent avec succès à leurs bestiaux ; ils
connaissent les conditions organiques que doivent présenter les animaux pour être en-
graissés, dégraissés ou emmusclés, et quels
sont les aliments qui conviennent le mieux
pour obtenir ces divers résultats.

La méthode de l'*entrainement* est parfaitement applicable à l'homme, et les Anglais
opèrent, chaque jour, de prodigieuses métamorphoses sur les sujets soumis à l'*entrainement*. Ils forment des hommes pour le cheval,
la course, la lutte, le pugilat, etc. Les sujets
entrainés pour être *coureurs* deviennent maigres et tendineux ; les *jokeys* sont encore plus
maigres et il en est, dont le poids total du
corps, ne s'élève pas à 60 livres. Les *athlètes,*
au contraire, présentent un énorme développement du système musculaire ; les lutteurs
et boxeurs, que leurs gros membres et leurs
corps charnus feraient croire lourds, déploient,

dans leurs exercices, une étonnante agilité. Les coups affreux qu'ils se portent au visage occasionneraient, à tout autre, une tuméfaction considérable avec ecchymose, suite de l'extravasation du sang dans le tissu cellulaire. Chez les boxeurs anglais, les coups les plus terribles ne laissent aucune trace, et cela parce que le régime de l'entraînement a fait disparaître, en partie, le tissu adipeux sous-cutané.

Le régime de l'entraînement ne borne pas son action au système graisseux et musculaire seulement, il modifie encore tous les organes, toutes les parties de l'individu : le poumon, le cœur, le sang, les os, etc., il porte aussi son influence sur toutes les fonctions de l'économie. Nous ne ferons, ici, qu'indiquer sommairement les divers modes qui constituent ce régime.

Pour éviter les brusques transitions du régime alimentaire, toujours nuisibles à la santé, les personnes qui se soumettront à l'entraînement, pour diminuer ou augmenter le volume de leur corps, devront se préparer pendant quelques jours; c'est-à-dire la personne habituée à un régime végétal, devra diminuer de moitié les légumes qu'elle mange et les remplacer par de la viande; la personne habituée à une nourriture animale se comportera d'une manière opposée. Après avoir satisfait à cette préparation préliminaire, on peut commencer sans aucune crainte.

Régime pour emmuscler. — On commence par purger et faire suer l'individu, afin de le débarasser de la graisse et de la sérosité surabondantes; ensuite on ne lui donne pour aliments que des viandes rôties et succulentes, du pain grillé et un ou deux petits verres de madère par jour. On réduit, autant que possible, la quantité des boissons, et on ne lui permet que celles qui sont excitantes, comme le thé, une légère infusion de café, etc. Les ragouts, le beurre, les aliments gras et féculents lui sont strictement interdits. De temps à autre, on lui administre quelques purgatifs dans le but de nettoyer la muqueuse gastro-intestinale et d'exciter l'appétit. Le sujet est, en outre, soumis à une gymnastique journalière, dirigée selon les lois physiologiques, c'est-à-dire comprenant des exercices gradués, peu fatigants d'abord, puis s'élevant d'une manière insensible, jusqu'à permettre les contractions musculaires les plus énergiques, les plus puissantes.

Régime pour dégraisser. — Ce régime doit être excitant et peu substantiel. La nourriture, prise en petite quantité, se composera de viandes blanches, dépourvues de toute graisse et bien condimentées ; de légumes cuits à l'eau, sans beurre ni autres substances grasses, mais salés et vinaigrés simplement ; de fruits, de boissons acidulées, diurétiques, de vins blancs, de café noir, etc. A cette alimentation il faut joindre les purgatifs salins et de légers sudorifiques, à des intervalles de deux ou trois jours. La gymnastique soutenue est ici indispensable : l'escrime, la danse, la natation, la course, les promenades prolongées jusqu'à la fatigue. Ce régime bien suivi, pendant 35 à 40 jours, opère la fonte du plus gros ventre, efface l'obésité. Le docteur Wadd rapporte l'observation d'une dame obèse que l'*entrainement* fit diminuer de 97 livres en un mois.

Régime pour engraisser. — Lorsque la maîgreur ne dépend pas d'une affection organique, la méthode, pour engraisser, consiste à diriger, sur le tissu cellulaire, les sucs nutritifs provenant de certains aliments. Les expériences de plusieurs physiologistes et chimistes ont démontré que les matières grasses, contenues dans le chyle, allaient invariablement s'interposer dans les aréoles du tissu cellulaire pour y former la graisse ; or, les viandes grasses, le beurre, l'huile, les farineux et féculents préparés avec force graisse, les ragoûts et autres aliments gras devront composer la nourriture exclusive des personnes qui désirent engraisser. Les boissons seront prises parmi les bières et cidres nouveaux, le lait non-écrêmé, l'hydromel, etc., à l'exclusion de tout vin sec, de thé et de café. On joint à ce régime les bains chauds et le repos au sortir du bain ; le sommeil, aussi long-temps prolongé qu'il sera possible ; de temps à autre, de légers purgatifs, pour exciter le canal gastro-intestinal ; enfin, peu d'exercice et beaucoup de repos. Cette alimentation opère, presque toujours, une complète métamorphose; on a vu des personnes, étiques et anguleuses, devenir, en quelques mois, rondes comme une boule. On a prétendu que l'usage intérieur du *iodure de potassium* disposait à l'embonpoint.

D'après ce qu'on vient de lire, il reste, comme un fait rigoureusement établi, que chaque classe d'aliments possède son influence élective; que l'homme peut, à son gré, diriger les sucs nutritifs sur tel ou tel organe et en priver tel ou tel autre, et qu'il peut enfin opérer, par la nutrition, des changements complets dans les différents systèmes d'organes et les tissus de l'être vivant.

CHAPITRE XIV.

—

DE QUELQUES VICES INTERNES QUI ALTÈRENT ET DÉGRADENT LA FORME HUMAINE.

Rachitisme. — Scrofules. — Chlorose *ou pâles couleurs.* **— Goître, etc.**

C'est ordinairement à la suite d'une altération des fluides ou des solides de l'économie humaine, que se développent les affections rachitiques, scrofuleuses, chlorotiques, syphilitiques, etc., affections qui attaquent et corrompent les sources de la vie. Quoique ces graves maladies, strictement du ressort de la haute médecine, ne dussent point trouver place dans un ouvrage comme celui-ci, nous avons pensé qu'il était utile de les signaler pour instruire nos lecteurs, et leur faire comprendre combien elles détériorent la constitution, dégradent les formes et abatardissent l'espèce humaine ; combien il est urgent de les combattre dès leur apparition ; enfin, combien il est important pour les familles, le pays et la race de régénérer de bonne heure, par le régime alimentaire, par les bains froids et la gymnastique tous les êtres chlorotiques, scrofuleux ou rachitiques ; car, si on les laisse grandir et se marier, sans détruire en eux, le germe de ces funestes maladies, ils le transmettront infailliblement à leur progéniture.

Dans les premiers temps de la vie, c'est le mode d'alimentation qui décide de la bonne ou de la mauvaise conformation du squelette de l'enfant. Les observations du docteur Pravaz et les curieuses expériences du docteur Guérin ont démontré que les déformations osseuses étaient, ordinairement, le résultat d'une alimentation mal combinée avec les forces digestives de l'enfant, et qu'on pouvait produire artificiellement le rachitisme, soit en privant de lait un jeune animal , soit en continuant l'allaitement au-delà de l'époque marquée par la nature, soit enfin, en lui donnant après le sevrage des aliments qui ne conviennent ni à son âge ni à ses organes. Du reste, les médecins éclairés ont, depuis longtemps, fait ressortir les dangers de l'allaitement mixte , dans lequel les nourrices suppléent, à l'insuffisance de leur lait, par des bouillies ou autres aliments analogues.

Rachitisme.

Ce mot qui, dans le principe, avait été donné aux déviations du *rachis* ou colonne vertébrale, s'applique, aujourd'hui, par extension, au ramollissement des os en général ; ce ramollissement dépend d'un vice dans leur formation primitive. Deux théories existent à ce sujet ; l'une fait dépendre le rachitisme du défaut d'équilibre entre la sécrétion du phosphate calcaire et son absorption ; l'autre de la fonction insuffisante des vaisseaux qui n'apportent pas la quantité voulue de phosphate de chaux, pour donner aux os le degré

de solidité convenable. En d'autres termes :
ou ces vaisseaux assimilateurs ne trouvent
pas assez de phosphate de chaux dans le sang,
ou ils exécutent mal leurs fonctions.

Dans ces deux cas, le traitement du rachitisme repose sur les mêmes : bases d'augmenter, par une alimentation spéciale, la
formation du phosphate de chaux et en favoriser l'assimilation.

Ainsi, le rachitisme attaque le système
osseux dans ses principes, il en désunit les
molécules constituantes, les ramollit et sape
la base sur laquelle repose l'édifice humain.
La direction des lignes, la dimension des parties et des formes du corps se trouvent alors
plus ou moins altérées. Cette affreuse maladie,
dont les effets sont aussi funestes à la santé
qu'à la beauté, se développe ordinairement pendant l'enfance et se reconnait, plus tard, aux
symptômes suivants : — Dentition difficile et
de mauvaise venue, maigreur et faiblesse générale ; peau terne, face bouffie, tête grosse,
ventre développé, intelligence précoce, etc.
Bientôt les côtes s'applatissent, la poitrine se
décharne, le sternum fait saillie, la colonne

vertébrale s'incurve, se dévie ; les os des jambes, ramollis, ne peuvent plus supporter le poids du corps ; le rachitique marche de plus en plus avec difficulté et finit par ne plus pouvoir exécuter les mouvements de progression. Cette maladie, pour laquelle il y a nécessité absolue de consulter le médecin, peut être combattue, avec succès, par les aliments qui contiennent beaucoup de phosphate de chaux, par l'hygiène et la gymnastique médicale. Les ferrugineux, le quinquina, le phosphate d'ammoniaque, les bains froids, surtout les bains de mer rendus plus efficaces par l'exercice de la natation, ont obtenu d'excellents résultats. Mais ce n'est que par de constants efforts, dans l'emploi de ces moyens, et au bout d'un temps, plus ou moins long, qu'on arrive à ce résultat. Malheureusement, la longueur du traitement, les soins minutieux et sans cesse continués, qu'exigent les enfants rachitiques, fatiguent, presque toujours, leurs parents qui finissent par les négliger ; c'est à cette négligence blâmable qu'on doit attribuer le grand nombre d'êtres contrefaits et infirmes, qui pullulent dans les cités populeuses, et que l'hygiène, unie à la gymnastique médicale, aurait infailliblement redressés et guéris.

Ce que nous venons de dire sur le traitement général du rachitisme, n'est qu'une simple exhortation aux parents qui ont, dans leur famille, des enfants affectés de ce vice, de consulter, de bonne heure, un médecin éclairé. Au chapitre Orthopédie, de cet ouvrage, on lira les remerciements votés, par l'académie de médecine, à M. Jules Guérin, pour les beaux résultats de son traitement des déviations et déformations du système osseux. On verra aussi, au chapitre Gymnastique médicale, l'exposé de la méthode curative du docteur Pravaz, ainsi que les succès obtenus dans les gymnases Clias et Pinette.

Scrofules. — Écrouelles.

Le nom de *scrofules* a été donné à ce vice général de l'organisation, causé et entretenu par une sécrétion trop considérable de la lymphe, d'où résulte l'hypertrophie ou développement morbide des vaisseaux et ganglions lymphatiques.

Le mot *écrouelles*, désigne la tuméfaction indolente des glandes lymphatiques du cou ; cette tuméfaction se termine ordinairement par des abcès qui laissent, à la peau, des cicatrices désagréables, de hideuses coûtures. Le vice scrofuleux, presque toujours héréditaire, a une influence directe sur la dégradation de l'espèce ; on ne saurait donc trop s'appliquer à le combattre, soit dans les père et mère, qui en sont affectés, soit dans leurs enfants qui en portent le germe.

La constitution scrofuleuse semble être la maladie dominante des temps modernes ; elle a fait d'immenses progrès depuis que les grandes villes se sont multipliées et que les habitations, construites par des *propriétaires loueurs*, sont divisées en de nombreux locaux, petits, étroits, n'offrant pas la quantité d'air, voulue par l'hygiène, pour la consommation pulmonaire. Cet état des locaux doit, nécessairement, porter atteinte à la santé individuelle et influer directement sur la population des cités, qui est, en effet, moins vigoureuse que celles des campagnes. L'autorité devrait défendre ce genre de spéculation.

Les signes les plus saillants de la prédisposition aux scrofules, sont une peau lisse et blanche, les joues d'un rose assez vif, tranchant avec la pâleur des lèvres ; la face pleine, les yeux bleus, les cheveux blonds ou châtains-clair, le ventre proéminent, les chairs molles, une grande nonchalance dans les mouvements, enfin, le tempérament archilymphatique.

Diverses opinions ont été émises sur la cause des scrofules ; la plus généralement admise est celle qui les attribue à une sécrétion exubérante de la lymphe et à l'engorgement des vaisseaux et ganglions lymphatiques. Voici ce que dit, à ce sujet, le professeur Richerand : « L'action des causes débilitantes, portée sur le système lymphatique, affecte surtout les glandes ; les vaisseaux qui entrent dans leur structure, languissent ou cessent tout-à-fait d'agir ; les sucs qui arrivent continuellement s'accumulent ; la partie la plus fluide traverse seule l'organe glanduleux ; les particules les plus grossières y restent ; la lymphe, ainsi arrêtée et épaissie, forme des engorgements de toute espèce. »

Quoique le vice scrofuleux n'ait besoin que de la disposition constitutionnelle ou hérédi- taire pour se manifester, il est cependant des circonstances topographiques et alimentaires qui augmentent cette disposition et provo- quent le développement des scrofules, que des circonstances opposées et surtout l'âge de pu- berté auraient empêché. Les localités froides et humides, l'usage des végétaux farineux, des boissons tièdes peu ou point stimulantes, les mêts indigestes, etc., sont autant de causes qui peuvent favoriser les engorgements des glandes lymphatiques.

Le traitement préservatif de l'affection scrofuleuse, ou du moins le régime qui mo- difie puissamment l'organisation, se trouve dans l'éloignement des causes que nous ve- nons d'indiquer ; dans le choix d'aliments d'une digestion facile, et chargés de principes stimulants, dans l'emploi de remèdes propres à relever l'action des organes et à diminuer la sécrétion lymphatique. Les préparations ferrugineuses et de quinquina, sous toutes les formes, conviennent parfaitement dans ce cas, pour fortifier l'organisation et enrichir le sang ; les bains froids, les frictions, le massage et surtout les exercices gymnastiques appropriés à l'âge et à la force de la personne, sont des moyens hygiéniques souvent couronnés d'un plein succès.

Nous transcrirons ici la formule d'une potion regardée comme très-efficace dans la maladie qui nous occupe.

> Iodure de potassium. . . . 4 grammes.
> Iode. . . . . 15 —
> Eau de fontaine. . . . . 320 —
> Une cueillerée à soupe, matin et soir, pendant des mois entiers.

Mais de nombreux cas de guérison nous portent à croire que la préparation d'*iodure de fer* du docteur Toubin, est bien supérieure à la précédente. Cette préparation, qui a la propriété de modifier l'organisation en peu de temps et de détruire la diathèse scrofuleuse, se trouve à la pharmacie Savoye, boulevard Montmartre, 4, à Paris.

Lorsque la tuméfaction écrouelleuse n'a point cédé aux résolutifs ou aux fondants et qu'elle est arrivée au point de faire pressentir une suppuration prochaine, il faut, pour rendre la guérison moins longue et la cicatrice moins désagréable, percer la tumeur avant que la peau, qui la recouvre, soit trop amincie, alors il arrive que la glande se vide par une petite ouverture, faite avec la lancette, et la cicatrice ne s'aperçoit presque pas ; au contraire, lorsque la suppuration est abandonnée à elle-même, il en résulte, après la guérison, d'affreuses cicatrices qui sont un objet de dégoût.

De la Chlorose, *ou pâles couleurs.*

Cette triste affection, que tous les médecins considèrent comme ayant sa cause dans l'appauvrissement du sang ou la diminution de ses globules, donne au visage du sujet, qui en est atteint, une couleur de cire blanche, jaunie par le temps, et d'autrefois une teinte plus ou moins verdâtre. Les chairs sont flasques, il y a perte de force et grande nonchalance dans les mouvements ; chez beaucoup de femmes, et surtout de jeunes filles, des troubles utérins sont annoncés par des écoulements leucorrhéïques, dont l'abondance les jette dans un état de faiblesse et de langueur, dont il est urgent de les retirer; aussi les médecins recommandent-ils, d'un commun accord, l'usage des ferrugineux, un régime tonique et fortifiant.

Le sujet chlorotique sera d'abord distrait de ses occupations sédentaires, pour être lancé dans une vie plus active. Son régime alimentaire, très-substantiel, se composera de viandes rôties, de consommés, de vins de Bordeaux, de Bourgogne, etc.; viendront ensuite les bains froids, pour activer les forces digestives et nutritives; les voyages, les parties de campagne, les exercices physiques, la gymnastique, etc., mais l'agent principal du traitement est le fer qui modifie l'appauvrissement du sang en régénérant ses globules.

Voici, d'après les plus récentes analyses chimiques, la composition du sang humain, dans l'état de santé :

Fibrine. 3
Hématosine. 2
Albumine liquide. . . . 68
Globules du sang, formés par
l'hématosine et l'albumine
solides. 125

Sels solubles. 12
Eau. 790

Les avis des médecins sont partagés sur le mode d'appauvrissement du sang dans la chlorose ; les uns pensent qu'il est dû à la diminution du nombre des globules ; les autres prétendent que le nombre reste le même, seulement que chaque globule a diminué de grosseur ; dans tous les cas, ils s'accordent sur le traitement que nous venons d'indiquer.

La meilleure manière d'administrer le fer est à l'état de sous-carbonate mêlé à du sirop, du vin, des confitures, du chocolat, etc., ou encore sous forme de pilules et de pastilles.

La préparation ferrugineuse suivante est, dit-on, réputée comme une des meilleures.

Pilules régénérant les globules.

Sulfate de fer. . . . . . . 15 grammes.
Sous-carbonate de potasse. . 15 —

Réduisez en poudre ces deux substances, séparément, puis opérez exactement le mélange avec addition de miel et de sucre, pour empêcher que le fer, à l'état de proto-car-

Les Turcs qui se font admirer, de nos jours, par leur physionomie régulière et leur robuste charpente, descendent, cependant, en ligne directe, des Tartares, dont la *prosopopie* ne s'éloigne guère du type Chinois. L'amélioration de la race Turcque provient de son croisement avec les femmes Georgiennes. Mingreliennes et surtout avec les femmes Grecques, alors que l'esclavage pesait sur le beau sol du Péloponèse.

Certaines peuplades d'Afrique, d'Amérique et de l'Océanie, égarées sur ses principes de la beauté, déformaient autrefois les traits du visage, aplatissaient ou allongeaient la tête de leurs enfants, et quoique ces pratiques ne soient plus aujourd'hui en usage parmi elles, les enfants viennent au monde avec des têtes allongées en melon, ou aplaties. Les Chinois ont obtenu, par des procédés de traction, la forme des yeux à demi-ouverts et à paupière supérieure longue et tombante ; par la compression, ils sont arrivés à diminuer de moitié le pied des femmes. Les longues oreilles et les nez plats, de certaines peuplades, obtenus, dans le principe, par le tiraillement et l'écra-

bonate, qui est très soluble, et, par conséquent très absorbable, ne passe point à l'état de péroxyde qui est très peu absorbable. Broyez de nouveau et faites une masse que vous diviserez en 48 bols ou pilules.

On administre une pilule matin et soir, et l'on augmente graduellement, chaque jour, jusqu'à dose de trois pilules le matin et trois le soir.

Nous ajouterons que cette préparation n'est point la seule dont on puisse faire usage et qu'on peut la remplacer avantageusement par le lactate de fer, ou le citrate de fer, d'un goût plus agréable. Nous citerons encore la préparation de iodure de fer du docteur *Toubin*, qui, dans les affections chlorotiques et leucorrhéïques, obtient, en peu de temps, des résultats prodigieux.

Sous l'influence du traitement ferrugineux et d'une alimentation substantielle, le sang du chlorotique s'enrichit, son visage se colore, ses yeux perdent leur expression de langueur, ses forces renaissent ; les phénomènes nerveux s'évanouissent ; la respiration redevient libre, l'appétit se fait plus vivement sentir,

les fonctions digestives et assimilatrices ont
retrouvé leur énergie; enfin, la tristesse se
dissipe, et bientôt l'activité, la gaîté annoncent un complet retour à la santé.

Nous dirons, en terminant, que, lorsque la
chlorose est déterminée, chez une jeune fille
nubile, par des passions tristes, par les chagrins d'un amour contrarié, et par le brûlant
désir du mariage, les parents n'ont pas à ba-
lancer, s'ils veulent sauver leur enfant; le
seul remède est de la marier immédiatement.

Du Goître.

A la partie antérieure du cou, sur l'un des
cartilages du larynx, nommé *tyroïde*, existe
une espèce de glande, portant également le
nom de *tyroïde*. L'hypertrophie, ou excès
d'accroissement de cette glande, constitue
la hideuse infirmité, appelée vulgairement
Goître.

Les causes auxquelles on attribue le goître
sont : l'habitation dans les gorges, les ravines,
les crevasses des montagnes, où l'air stagne et
se renouvelle difficilement; l'usage des eaux
très-froides pour boisson, mais surtout l'hé-

rédité. Les femmes y sont plus sujettes que
les hommes , probablement parceque l'organe glanduleux, siége de cette difformité,
est plus impressionnable.

Les personnes, prédisposées au goitre, doivent
se soustraire aux causes qui le développent,
en abandonnant la localité; cette condition
est de toute nécessité. Lorsque le goître commence à naître, ce qui est facile à reconnaître
au volume de la partie antérieure du cou, il
faut se hâter d'y porter remède, car, pris à
son début, le goître cède facilement ; les goîtres anciens et volumineux, au contraire,
sont incurables.

Le traitement le plus efficace est celui qui
se fait avec l'iode, ou les pastilles de iodure de
potassium, à l'intérieur ; à l'extérieur, les
frictions, sur la tumeur même, avec la pom-
made d'hydriodate de potasse. L'iode est regardé comme le spécifique de cette affection.
Mais l'iode, combiné au fer, obtient des résultats beaucoup plus sûres; aussi avons-nous
vu l'iodure de fer, administré selon la méthode du docteur *Toubin*, fondre complètement des goîtres qui avaient résisté aux

autres traitements. Du reste, les observations du docteur Pascal démontrent que les eaux ferrugineuses préviennent et guérissent cette maladie ; voici comment ce médecin fit, il y a quelques années, cette découverte : Deux villages, situés dans les mêmes conditions topographiques et atmosphériques, où il se rendait fréquemment, offraient, le premier une population goîtreuse, et le second, une population tout-à-fait exempte de cette infirmité ; cherchant la cause de cette différence, il découvrit que dans le village, exempt de goîtres, il existait une fontaine d'eau ferrugineuse, servant à la consommation des habitants. De là, M. Pascal conclut que l'usage d'une eau ferrugineuse s'oppose au développement du goître, et le guérit lorsqu'il est récent ; ses expériences, à cet égard, lui ont confirmé toute l'efficacité du traitement par les ferrugineux.

CHAPITRE XV.

—

DE L'ORTHOPÉDIE OU ORTHOSOMATIE.

Art de redresser les difformités du corps humain (1).

Dans un ouvrage sommaire comme celui-ci, ouvrage écrit pour les gens du monde, nous ne devrions point traiter des questions spéciales et du ressort de la science ; si nous les

---

(1) ORTHOPÉDIE, mot dérivé du grec *Orthos* droit, et *Paidis* enfant ; c'est-à-dire art de redresser les enfants contrefaits. Mais comme cet art ne s'adresse pas qu'aux enfants seulement et que son application s'étend à tous les âges, il serait plus correct de le nommer ORTHOSOMATIE de *soma* corps humain ; c'est-à-dire, art de redresser les difformités du corps.

abordons, c'est dans l'espoir que nos lecteurs pourront y trouver des notions utiles et des enseignements profitables ; ce chapitre, d'ailleurs, ne renferme que des généralités à la portée de toutes les intelligences.

Les vices nombreux de forme, de direction et de position qui dégradent la charpente humaine, dans les cités populeuses et industrielles, ont donné naissance à l'art orthopédique ou orthosomatique, dont le but est de ramener à la direction normale les organes qui s'en sont écartés. Les immenses progrès que des hommes de génie ont imprimés à cet art, font espérer que le nombre si grand des avortons et des êtres contrefaits diminuera dans des proportions considérables ; car, aujourd'hui, l'orthopédie ne se borne pas à corriger les formes vicieuses, à redresser les déviations du squelette, elle enseigne aussi les moyens de donner aux organes le degré de vitalité nécessaire à leur développement, et peut métamorphoser un sujet débile en un sujet vigoureux et bien portant. Mais pour obtenir ces beaux résultats, l'orthopédiste doit être non-seulement versé dans les sciences physiques et médicales. mais il doit connaître encore les arts mécaniques et gymnastiques ; or, un homme, qui possède ces vastes connaissances, mérite et ne trompe jamais la confiance de ceux qui s'adressent à lui.

Tête. — La boîte osseuse, qui contient le cerveau, peut se prêter, dans l'enfance, aux diverses formes que l'art veut lui donner ; les manipulations que certains peuples sauvages pratiquent sur le crâne de leurs enfants, pour obtenir telle ou telle forme, en est une preuve ; mais l'orthopédiste agit rarement sur elle, par la crainte qu'il a des graves accidents qui résulteraient d'une lésion de l'organe encéphalique. Cependant, quelques praticiens ont réussi, au moyen de bandages et de plaques métalliques, exerçant une compression douce, à arrêter le développement de certaines difformités qui s'étaient manifestées sur plusieurs régions du crâne.

Relativement aux imperfections et infirmités du cuir chevelu et des cheveux, on trouvera tous les détails désirables dans l'*Hygiène complète des Cheveux*, 2ᵐᵉ édition. Voyez également notre *Hygiène du Visage,* pour ce qui concerne la *calliplastie* et la *callidermie*, c'est-à-dire les moyens de régulariser les traits vicieux, de conserver ou de rendre à la peau son éclat et sa fraîcheur.

Cou. — Les déviations du cou se redressent plus facilement que celles du tronc, parceque l'action des muscles cervicaux, qui détermine l'inclinaison de la tête, est plus facile à combattre. Les déviations à droite, à gauche et en arrière, sont réprimées par l'usage de cols ou d'autres appareils orthopédiques ; la déviation en arrière cède promptement à divers exercices gymnastiques, surtout à l'escrime et à la natation. Lorsque la contorsion ou raideur du cou, nommée *torticolis*, est causée par la contraction permanente du muscle sterno-mastoïdien, et qu'elle a résisté à tous les moyens gymnastiques et thérapeutiques, alors seulement il faut avoir recours à une opération chirurgicale, qui consiste à pratiquer la section des fibres du muscle dont nous venons de parler.

Épaules. — La difformité des épaules rondes provient souvent de l'habitude de porter le cou et les bras en avant. On peut la guérir ou la modifier considérablement, en ayant soin de porter la tête droite et les coudes en arrière, en avançant la poitrine. On devra aussi se coucher sur le dos et sur un lit plat.

Les déviations et autres difformités de l'épaule se lient, généralement, à celles de la colonne vertébrale et nécessitent un traitement orthopédique complet.

On voit, néanmoins, beaucoup de jeunes personnes qui, sans offrir aucune déviation, ont une épaule plus basse que l'autre. Ce défaut dépend, presque toujours, de la mauvaise habitude qu'elles ont contractée de prendre une attitude vicieuse pendant leur travail. Dans ce cas, on régularise facilement le niveau des épaules, en faisant marcher, plusieurs fois par jour, ces jeunes personnes, avec un long bâton à la main, de manière à ce que l'épaule basse s'élève et s'abaisse alternativement pendant la marche. Cet exercice, continué quinze à vingt jours, donne de la vigueur aux muscles de l'épaule et du bras, et suffit, ordinairement, pour ramener l'épaule basse à son niveau naturel.

Courbures de la colonne vertébrale. — La colonne vertébrale est sujette à plusieurs déviations ou incurvations, soit en avant ou en arrière, soit sur les côtés. Les causes les plus ordinaires sont la répartition inégale des exercices, entre les forces musculaires antagonistes, et surtout la grave affection nommée rachitisme.

Les incurvations de l'épine dorsale résultant de l'action incessante de certains muscles, tandisque leurs antagonistes sont condamnés au repos, se rencontrent assez fréquemment dans certaines classes de la société. Les paysans que leurs travaux forcent à se courber vers la terre, en offrent de nombreux exemples. Les enfants qu'on oblige, dans les pensionnats, à étudier ou à écrire sur des tables trop basses, finiraient par devenir voûtés, si les parents n'y prenaient garde, et nous les engageons à porter leur attention sur ce point.

Les difformités du torse et de la taille sont plus communes chez les filles que chez les garçons ; d'abord, à cause de leur vie sédentaire, de leurs travaux d'aiguilles, de broderies, etc., pendant lesquels elles restent, une partie de la journée, assises, courbées ou penchées; ensuite à cause de ce funeste vêtement baleiné, le *corset*, qui flétrit tant de jeunes appas et fait tant de victimes! (Voyez, dans notre *Hygiène de la Poitrine et de la Taille*, l'article Corset, contenant tout ce qui peut être dit sur ce vêtement.)

Le traitement des déviations, par défaut d'antagonisme musculaire, existe dans l'action, souvent répétée, des muscles opposés à la déviation, dans les exercices gymnastiques habilement dirigés; le renoncement complet aux travaux qui contrarieraient le redressement, et une surveillance de tous les instants, afin que le jeune sujet ne retombe point dans son attitude vicieuse.

Les incurvations, par cause de rachitisme, ne peuvent se guérir que par une modification apportée dans la nutrition des os; par la régénération de l'individu, au moyen d'un régime alimentaire approprié; par la gymnastique et l'usage de certains appareils orthopédiques.

Bras. — Les bras n'ayant pas à supporter

incessamment de poids considérable, sont moins sujets, que les jambes, à se déformer. — Les bras trop *longs* ou trop *courts* n'ont point de remède. Cependant, on est parvenu, au moyen de manipulations orthopédiques et d'exercices gymnastiques, à allonger des bras trop courts. Les frictions, souvent répétées, sur les *bras maigres*, surtout de fréquents exercices musculaires, parviennent souvent à activer la nutrition et à les faire grossir. — On a réussi à diminuer des *bras trop gros*, en les entourant de bandes trempées dans une solution de dextrine acidulée, et en les condamnant au repos. Si la grosseur des bras dépend d'une obésité générale, c'est cette dernière maladie qu'il faut traiter. — Les *rétractions musculaires*, flexion et extension permanentes des bras et avant-bras, ne peuvent se guérir ou se modifier que par des procédés orthopédiques appropriés. L'orthopédiste, seul, est apte à diriger le traitement, selon la gravité et l'ancienneté de l'affection.

Mains et doigts. — L'art ne peut rien contre les mains *trop fortes* ou *trop larges*. Les mains *trop maigres* se modifient par le régime alimentaire, lorsque le corps prend de l'embonpoint. — Les mains *trop grasses* diminuent avec l'embonpoint du corps. — Les *doigts crochus* sont plus ou moins redressés, par des appareils mécaniques et des manipulations orthopédiques, fréquemment exercées. Quant aux déviations, extensions ou flexions permanentes des doigts, leur guérison exige toujours des moyens orthopédiques ou chirurgicaux.

Jambes. — Les jambes sont sujettes à plusieurs difformités, dont les principales sont les rétractions musculaires et les déviations osseuses en dedans ou en dehors. Les muscles des jambes déviées sont faibles, et la maigreur du membre contribue à faire paraître la déviation plus considérable.

Les causes de ces difformités sont de diverses natures et, dès le principe, exigent toujours un double traitement médical et orthopédique. — Nous dirons, toutefois, que certains exercices gymnastiques et les manipulations orthopédiques, exercées sur les membres contrefaits sont, dans bien des cas, préférables aux pièces mécaniques, dont la résistance ne saurait être continuellement en rapport avec celle du sujet. A l'aide des manipulations et de moyens extenseurs on allonge les parties rétractées, au degré que l'on veut, et l'on revivifie, en même temps, les surfaces articulaires, qu'un long repos avait déformées.

KYLLOPODIE.

Pied-bot. — Pied tordu.

Cette difformité affecte quatre formes principales, dénommées par les gens de l'art :

1º *Varus*, ou torsion du pied en-dedans.

2º *Valgus*, ou torsion du pied en-dehors.

3º *Talus*, ou torsion du pied en avant.

4º *Equinus* (pied équin) ou torsion du pied en arrière le talon, étant porté en haut.

Ces difformités graves nécessitent toujours, soit un traitement orthopédique, soit une opération chirurgicale, et l'on ne saurait trop répéter aux parents que moins l'enfant est âgé, plus il y a de chances d'un redressement facile et complet. Si, dans nos grandes villes, nous voyons un si grand nombre d'êtres à pieds contrefaits, il faut l'attribuer à la coupable négligence des parents; car si, dès le bas âge, époque à laquelle les os sont souples et malléables, ils eussent conduit leurs enfants dans un établissement orthopédique, ces infortunés qui, aujourd'hui, hommes faits, vont traînant, dans les rues, leurs hideuses infirmités, marcheraient droits et librement. Nous dirons, à ce sujet, qu'il serait à désirer que l'autorité municipale obligeât les parents pauvres, ayant des enfants contrefaits, à les faire entrer dans des établissement spéciaux, d'où ils ne pourraient sortir qu'après complète guérison : L'État et l'humanité y gagneraient.

Traitement des pieds-bot.

Nous ne saurions mieux faire, pour convaincre le lecteur de la facilité, avec laquelle on peut opérer le redressement des pieds contrefaits, que de transcrire un passage du manuel pratique d'orthopédie du docteur Mellet, orthopédiste distingué, directeur d'un grand établissement.

» C'est une vérité que nous avons souvent

constatée, et dont tous ceux qui s'occupent d'orthopédie, ont pu se convaincre, que la déviation ou torsion des pieds consiste dans la conversion des os du tarse sur leur petit axe, qu'il n'y a ni luxation, proprement dite, ni ankylose ; que les muscles et ligaments destinés à maintenir ou faire mouvoir l'articulation tibio-tarsienne sont, les uns tendus et raccourcis, les autres allongés, relâchés et, par conséquent, incapables de maintenir le pied dans sa position normale. Ces vérités, une fois reconnues, il devient facile d'en déduire les indications curatives suivantes :

1° Ramener graduellement, d'une manière lente et continue, le pied dans le sens contraire de la difformité et donner à l'avant-pied la forme qu'il doit avoir dans un pied bien conformé.

2° Rétablir l'équilibre dans l'action des muscles destinés à faire mouvoir le pied par une force artificielle ; suppléer à l'action des muscles allongés ou relachés, et vaincre la résistance des muscles opposés, de manière à détruire tout obstacle aux mouvements de flexion et d'extension.

3° Maintenir par un brodequin orthopédique les parties qu'on a replacées, jusqu'à ce que l'équilibre musculaire soit bien rétabli, sans possibilité ultérieure de rétraction musculaire, capable de produire une nouvelle déformation. »

Les moyens orthopédiques, pour être couronnés de succès, doivent être dirigés avec modération, agir lentement et graduellement, de manière à ne jamais produire ni douleurs, ni meurtrissures. Les appareils mécaniques doivent être enlevés, chaque jour, pendant le temps nécessaire aux manipulations que l'orthopédiste exercera sur l'articulation. Il faut renouveler ces manipulations le plus souvent possible, car elles sont une des conditions essentielles du succès. Les personnes qui ont quelques notions d'anatomie savent parfaitement que les muscles, tendons et ligaments peuvent éprouver une élongation considérable sans douleur ni incommodité, pourvu que la force, destinée à produire cette élongation, agisse d'une manière lente et continue. Les fractions violentes, les tiraillements subits, loin de déterminer l'élongation, produisent l'effet contraire, c'est-à-dire la rétraction et le raidissement des parties qu'on voulait allonger.

Quelques chirurgiens distingués ont conseillé et pratiqué la *ténotomie*, ou section des tendons, pour obtenir un résultat plus prompt. Cette méthode, selon nous, n'est applicable qu'à un très-petit nombre de cas. En effet, un organe enlevé ou détruit ne se régénère pas dans l'économie humaine ; il est donc mille fois préférable de redresser l'organe, de le raccourcir ou de l'allonger, par les moyens orthopédiques, gymnastiques et manipulatoires, que de le couper ou de l'enlever. Les tissus vivants, ainsi que nous l'avons dit, sont doués d'une grande malléabilité et extensibilité ; avec du temps et de la patience, les moyens orthopédiques, habilement choisis et dirigés, arrivent positivement à des succès qui surpassent l'espérance.

Ici se termine notre esquisse rapide, des moyens et résultats orthopédiques, destinée aux gens du monde ; puissions-nous avoir convaincu nos lecteurs de la pressante nécessité qu'il y a de redresser, de bonne heure, les difformités congéniales et de combattre, dès leur début, celles qui se développent après la naissance. Nous ne saurions trop conseiller aux parents qui ont eu le malheur de donner le jour à des enfants noués ou contrefaits, de s'adresser, sans retard, aux médecins, directeurs d'établissements orthopédiques et gymnastiques, habiles dans la pratique de leur art. Quel bonheur ! quelle joie n'éprouveront-ils pas, le jour où leurs enfants leur seront rendus parfaitement redressés, agiles, gais et bien portants !

L'un de nos plus habiles médecins orthopédistes, celui qui s'est adonné depuis longtemps et se livre, chaque jour, avec un zèle infatigable, à cette tranche importante de l'art, M. Jules Guérin a obtenu d'immenses résultats dans le traitement des difformités humaines, des vices d'organisation et de constitution. Pour engager les parents d'enfants contrefaits ou infirmes à avoir recours au talent de ce praticien distingué, et pour leur donner la certitude des bienfaits qu'ils en retireront, nous ne saurions mieux faire que de transcrire, ici, les conclusions du rapport de

la commission nommée par le gouvernement,
dans le but de l'éclairer sur les succès des
traitements orthopédiques de M. J. Guérin :

» 1º Les résultats obtenus par M. J. Guérin, sous les yeux de la commission, pendant
les années 1843, 1844 et 1845, dans le traitement du strabisme, des déviations de l'é-
pine dorsale, des luxations, des déviations
des genoux, des pieds-bot, des difformités des
articulations , des difformités rachitiques ,
etc., etc., sont de nature à établir que la pratique de M. Guérin est à la fois remarquable
par les considérations élevées et judicieuses
sur lesquelles elle se fonde et par l'habileté
avec laquelle les procédés opératoires sont
exécutés.

» 2º Les méthodes, procédés et appareils
imaginés par M. J. Guérin, pour le traitement des difformités et accidents qui les com-
pliquent, et les règles qu'il a posées, pour
leur application, constituent un ensemble de
moyens et de préceptes, à l'aide desquels il
a produit des résultats complètement nouveaux; comme l'ensemble de ses recherches
et de ses idées, sur cet ordre de faits, avaient,

dès long-temps, constitué une branche de la médecine presque entièrement nouvelle.

» 3° En raison des progrès qu'il a imprimés à la science des difformités et à l'art de les traiter, en raison des sacrifices qu'il a faits, en raison de la persévérance avec laquelle il a poursuivi de longues et de pénibles recherches, la commission est heureuse de déclarer que M. J. Guérin a bien mérité de la science et de l'humanité ; elle émet, en conséquence, le vœu que le service chirurgical qui lui a été confié, par la précédente administration, lui soit conservé tout à la fois comme un établissement utile aux pauvres malades, et comme une juste récompense de ses travaux. »

Signé : MM. BLANDIN, DUBOIS, JOBERT, LOUIS RAYER, SERRES et ORFILA (président).

Avant de clore ce chapitre, nous dirons un mot sur l'*anaplastie*, branche importante de l'art chirurgical, qui embrasse les opérations propres à corriger les traits vicieux du visage et à régénérer les organes endommagés ou détruits. L'anaplastie ou *ente-animale*, se divise en deux branches :

1º **L'autoplastie**, lorsque la régénération d'un organe s'opère à l'aide d'un emprunt tégumentaire, c'est-à-dire d'un lambeau de peau fait à l'individu même.

2º **L'hétéroplastie**, lorsque l'emprunt tégumentaire est fait à autrui. Ce dernier procédé compte fort peu de succès, tandis que le premier, convenablement exécuté, réussit presque toujours.

Le mot **anaplastie** n'étant qu'un terme générique, on se sert de termes spéciaux, tirés du nom même de l'organe qu'on veut refaire ; ainsi

Rhinoplastie, indique l'opération par laquelle on refait un nez détruit en totalité ou en partie.

Blépharoplastie, indique la régénération des paupières.

Chéiloplastie, indique la régénération des lèvres.

Génoplastie, indique la régénération des joues.

Otoplastie, indique la régénération des oreilles.

L'anaplastie est entièrement du domaine

de la chirurgie; non-seulement elle obvie à des difformités hideuses, repoussantes, mais elle rend encore, au sujet, l'usage des organes et des sens dont il était privé. C'est, on peut le dire, une des plus belles conquêtes de l'art chirurgical.

CHAPITRE XVI.

DE LA GYMNASTIQUE.

La gymnastique, autrement dit la somascétique ou exercices du corps, constitue une partie importante de l'hygiène. Elle enseigne à régler les divers mouvements, les diverses poses et attitudes, soit pour développer le volume, la solidité des membres et augmenter la somme des forces physiques, soit pour régénérer les constitutions débiles ou affaiblies, et donner, à l'être malingre, une santé vigoureuse.

Les savantes études du naturaliste Lamark ont fourni des preuves irrécusables que la gymnastique, long-temps continuée, apportait de notables changements dans l'économie vivante ; que l'habitude de tel ou tel exercice, de tel mouvement ou contraction d'un membre, de telle position du corps, modifiait non-seulement la direction mais encore la structure des organes et opérait de véritables métamorphoses.

La gymnastique se divise en deux branches : la gymnastique *générale*, qui répartit également les exercices aux membres et au corps, est utile à l'*orthomorphie*, c'est-à-dire au développement des formes régulières ; — la gymnastique *spéciale*, qui localise les exercices à tel ou tel membre, est avantageusement employée, dans les établissements *orthopédiques*, contre les vices d'attitudes naturels ou acquis, et contre les déviations de la charpente humaine.

En grand honneur, dans les temps héroïques, la gymnastique forma des hommes extraordinaires, dont les noms ne s'oublieront jamais : Hercule, Thésée, Pollux lui durent leur demi-divinité. Philippe, Milon de Crotone, Euthyme, Théagène, Timanthe,

Polydamas et une foule d'autres athlètes, d'une force prodigieuse, remplirent le vieux monde de leurs exploits. Les villes d'Olympie, de Delphes, de Némée, de Corinthe, etc., étaient les théâtres où s'exerçaient ces héros du cirque et où l'enthousiasme leur décernait d'éclatants honneurs.

L'histoire nous a conservé les noms de trois *gymnastes*, ou athlètes qui obtinrent les honneurs divins :

Philippe, de Crotone, trois fois vainqueur aux jeux Olympiques, et le plus bel homme de son temps.

Euthyme, de Locres, qui excellait au pugilat, et l'emportait, en agilité, sur tous ses adversaires.

Théagène, de Thasos, également fort au pancrace, au pugilat et à la course ; toujours vainqueur aux jeux Olympiques, Néméens, Isthmiques et Pythiens, cet athlète, au rapport de Pausanias, remporta quatorze cents couronnes.

La gymnastique, alors, formait une partie obligée de l'éducation publique des deux sexes. Les hommes agiles, robustes, vigoureux étaient honorés de leurs concitoyens, les êtres chétifs, au contraire, étaient méprisés, et dans certaines contrées, même, on sacrifiait les enfants qui naissaient débiles ou contrefaits. Agésilas, roi de Sparte, né boiteux, ne dut la vie qu'à la pitié de sa mère.

Le nombre des gymnases, chez les Grecs et les Romains, était, au moins, aussi grand que celui de nos colléges. Il n'existait pas de ville et de bourg qui n'eût son gymnase. La ville d'Athènes en possédait trois : le Lycée, le Cynosarque et l'Académie. — A Sparte, le Plataniste et toutes les places étaient des gymnases, où s'exerçait une jeunesse robuste et bien portante.

On comptait trois espèces de gymnastiques : la militaire, l'athlétique et la médicale. Les soldats s'exerçaient à la première ; la seconde formait les athlètes ; la troisième s'appliquait, avec succès, contre certaines maladies et tous les vices d'organisation.

Chez ces peuples, les exercices gymnastiques étaient regardés comme le complément obligé de toute éducation juvénile. On envoyait les enfants au gymnase comme on les envoie, aujourd'hui, à l'école, et il résultait, de cette pratique rationnelle, que les individus nés frèles, délicats ou chétifs, y acquéraient une santé robuste et une force remarquable. On cite une foule de grands hommes qui durent, à ces exercices, leur constitution vigoureuse et leur énergie morale. Pythagore, Socrate, Platon, Epaminondas, Thémistocle, Agésilas, César, Caton, Adrien, Marc-Aurel, etc., etc., témoignent de cette vérité. Outre la force matérielle, l'adresse et la santé, la gymnastique développait encore la beauté des formes, donnait, à la marche et aux diverses attitudes, la grâce et l'élégance. Parmi les personnes qui en retirèrent ces derniers avantages, on peut citer Alcibiade et Antinoüs pour les hommes; Aspasie et Laïs pour les femmes. S'il n'était la longueur, que ne comporte point cet ouvrage, nous transcririons, ici, le passage relatif à l'éducation gymnastique du fils d'Apollodore, qu'on pourra lire dans le 3e volume des Voyages d'Anacharsis; on y verra quels soins prenaient les Grecs, pour faire marcher de pair le développement du moral et celui du physique.

Si, remontant à l'origine de la gymnastique, nous la suivons jusqu'à nos jours, nous voyons qu'elle commença avec les temps héroïques ; qu'elle s'étendit sur tous les peuples de l'ancienne Grèce et sur les nations voisines ; de là, elle passa en Italie. Le cirque du champ de Mars, à Rome, fut un vaste gymnase où, non-seulement la jeunesse s'exerçait à toutes sortes de jeux, mais où les gladiateurs se livraient de sanglants combats, pour amuser le peuple romain. Aux jeux meurtriers du cirque, prohibés par Constantin, succédèrent des jeux gymniques, le saut, la course, etc. Le moyen-âge eut ses carousels et ses tournois, ses exercices d'équitation et d'escrime. La noblesse de cette époque se livrait, dès l'enfance, à une gymnastique guerrière, qui lui donnait la vigueur et l'adresse ; car, de ces deux conditions dépendaient, le plus souvent, la victoire dans les jeux de Bellone, et la renommée dont l'homme est si jaloux.

La découverte de la poudre à canon, en changeant le mode d'attaque et de défense, amena l'oubli des exercices gymnastiques ; et de cet oubli est résultée une décroissance de force et d'adresse chez les peuples modernes. Pendant des siècles, on n'entendit plus parler de gymnastique ; ce ne fut qu'en 1776 que J.-E. Simon, de Strasbourg, tenta de faire revivre cet art salutaire. A dater de ce jour, plusieurs gymnasiarques, Saltzman, Gultmuths, Jahn, Werner exposèrent, successivement, et d'une manière plus ou moins satisfaisante, les moyens et les résultats de l'art gymnastique. En 1816, parut l'ouvrage didactique de M. Clias, professeur à l'académie de Berne, et dont l'institut rendit un compte favorable. Peu de temps après, M. Amoros établit, à Paris, un gymnase qui se distingua des autres, par l'adjonction du rythme et de la musique aux divers exercices.

Aujourd'hui, notre capitale compte un assez grand nombre de gymnases publics et particuliers, parfaitement dirigés. Les collèges et pensionnats de jeunes demoiselles, bien tenus, possèdent leurs gymnases, où les jeunes élèves trouvent des amusements favorables au développement du corps et à la santé.

La gymnastique, considérée comme art, comprend :

1º Les exercices actifs ou musculaires.

2º Les exercices passifs ou gestations.

3º Le repos.

Les *exercices actifs* embrassent tous les jeux qui mettent en action le système musculaire, la marche, la course, le saut, la danse, la lutte, l'escrime, la natation, etc., etc. Ces exercices développent les muscles, en grosseur, fortifient les membres et donnent une habileté singulière à exécuter toutes sortes de mouvements. On est étonné de voir des jeunes gens faibles, d'une constitution délicate, revenir, du gymnase, robustes et vigoureux, après quelques mois d'exercices ; les individus lourds, pesants ou indolents y acquièrent une légèreté, une souplesse incroyables. Enfin, l'on peut dire que la gymnastique musculaire procure l'agilité, la hardiesse et qu'elle discipline la force.

Les *exercices passifs* ou *gestations*, comprennent tous les exercices que l'on prend en se faisant porter. Les muscles se trouvent en repos, mais le mouvement, imprimé par une cause étrangère, se propage dans tout le corps, pénètre les organes et modifie sensiblement leurs fonctions : — la chaise à porteur, la litière, les voitures suspendues et non-suspendues, l'escarpolette, la navigation, l'équitation, etc. Les trémoussements et secousses, occasionnés par les gestations, favorisent toutes les fonctions, en général, et particulièrement celles de la digestion et de la nutrition. — Le *repos* exerce, sur nos organes, une influence débilitante, qui tend à affaiblir leur vitalité.

Le corps se trouve donc, incessamment, sous l'empire de ces trois états : ou il se meut par lui-même, ou il reçoit le mouvement d'une cause étrangère, ou il reste en repos.

Aux heures du repos, la nature répare les pertes faites pendant l'action ; mais si ce repos est de trop longue durée, la débilité survient et trouble les fonctions essentielles de la vie. Or, c'est pour repousser cette cause débilitante que la nature a établi, pour chaque âge, une gymnastique instinctive. — Dans la première enfance, les ballotements que la nourrice imprime à son nourrisson, agissent, visiblement, sur sa tendre organisation ; mais aussitôt que l'enfant peut faire agir ses mem-

bres, on le voit remuer, s'agiter en tous sens.
— Dans l'adolescence, les exercices sont aussi rapides que variés ; les jeunes sujets, doués d'une mobilité et d'une pétulance singulière, ne peuvent longtemps rester en repos. — Pendant l'âge adulte, les sujets se livrent, d'eux-mêmes, par goût, aux jeux de toute espèce ; c'est le bon moment de les soumettre à des exercices réglés. — Plus tard, dans le cours des années qui suivent la puberté, les sujets devenus plus raisonnables et appréciant les avantages qu'ils ont retirés des exercices physiques, fréquenteront volontairement les gymnases.

Nous ferons observer, ici, que la condition nécessaire, indispensable pour retirer les meilleurs fruits de la gymnastique, c'est-à-dire pour développer la force , en même temps que la beauté des formes ; cette condition se trouve dans la variété des exercices ; mais il faut que la distribution de ces exercices soit régulièrement faite aux divers faisceaux musculaires du tronc et des membres. L'expérience enseigne qu'on ne doit jamais exercer, exclusivement, un seul **membre**, un seul organe, tandisque les autres sont condamnés au repos; il en résulte que les premiers acquièrent un volume énorme, tandis que les autres restent maîgres et produisent un contraste disgracieux. Toutes les professions qui exigent l'incessante activité d'un ou de plusieurs membres, témoignent de ce fait. Ainsi les danseurs ont des jambes d'une grosseur démesurée, relativement à leurs bras et à leur poitrine, fort peu développés; — Les portefaix présentent des épaules monstrueuses comparativement à leurs jambes, très-peu charnues, etc., etc.

Nous ne pouvons donner, ici, la description de tous les exercices qui se pratiquent dans les gymnases modernes; ces exercices, aussi nombreux que variés, sont toujours profitables à la constitution des jeunes gens qui les pratiquent; pour s'en convaincre, il ne s'agit que de lire un traité spécial de gymnastique et mieux encore de fréquenter un gymnase. Nous ne traiterons que très-sommairement, ici, des principaux exercices.

Exercices actifs.

La **marche** est le plus simple, comme aussi, le plus naturel de tous les exercices physiques ; elle met en action les muscles des jambes, une partie de ceux du tronc et des bras. Il est à remarquer que la projection des bras en avant et en arrière se fait en sens inverse de la projection des jambes, de sorte que les membres supérieurs servent de balancier au corps. La marche sur un sol incliné, soit que l'on monte ou qu'on descende, exige une action musculaire, plus considérable que sur un sol plane. En montant, le corps se penche en avant ; en descendant, il se porte en arrière ; les genoux sont fléchis et les pas beaucoup plus courts. Il est bon, de temps à autre, de s'exercer modérément à ces deux sortes de marche.

La marche favorise la plupart des fonctions de notre économie, elle provoque l'appétit, aide à la digestion, active la circulation et augmente l'exhalation cutanée ou transpiration. Mais, autant la marche modérée est favorable à nos fonctions, autant les marches forcées leur sont nuisibles par la fatigue, la lassitude et l'épuisement qu'elles amènent.

La **promenade**, ou marche modérée, modifie les caractères tristes et chagrins, elle les distrait et quelquefois les égaie; elle vient au secours des gens oisifs et leur procure des distractions. La promenade, en des lieux riants, sous de beaux ombrages, sur la lisière des bois, au milieu des prairies émaillées de fleurs, dissipe les contentions d'esprit, les idées sombres, les vapeurs des mélancoliques, et il arrive, bien souvent, que celui qui était sorti, de son domicile, triste et le moral fatigué, y rentre, après la promenade, avec une douce joie au cœur. La raison de ce changement se trouve dans l'excitation, dont le système · musculaire est le siége; pendant cette excitation, le cerveau se repose et les fonctions, qui appartiennent au domaine du sentiment, sont notablement ralenties.

La **course** était placée en tête des exercices gymnastiques, chez les Grecs et les Romains; elle ouvrait les jeux Olympiques, qui devinrent si célèbres, et où l'on se rendait, de toutes les parties du monde, pour y obtenir

des couronnes. La course développe les membres inférieurs, imprime des secousses à tous
les viscères et favorise la libre exécution de
leurs fonctions ; elle a surtout une énorme
influence sur le développement du système
pulmonaire, et c'est à cause de cette dernière
circonstance qu'elle exige une progression
graduelle, une durée, calculée sur l'état et la
force des poumons. Ainsi, il faut commencer
par courir modérément d'abord, et puis augmenter, peu à peu, de vitesse; enfin, arriver
à la plus grande rapidité et, avant d'atteindre
le but, ralentir les mouvements, car un arrêt
brusque, au milieu de la plus grande vitesse
pourrait occasionner des accidents pulmo-
naires.

On ne saurait trop exercer à la course les
adolescents des deux sexes. Cet exercice qui
trouve, pendant la jeunesse, son application
à tous moments, est des plus favorables au
développement des organes de la poitrine et
du système musculaire du bassin et des
jambes.

Relativement aux rapports qui existent,
entre les organes respiratoires, la vitesse et

la durée de la course, voici les expériences que le professeur Londe a consignées dans sa gymnastique médicale :

« Un homme, doué d'une grande mobilité musculaire et d'une certaine énergie dans la fibre, peut parcourir un espace de peu d'étendue (*cent pas*) avec un quart plus de vitesse qu'un autre dont les jarrets sont moins souples, mais dont les poumons sont plus vastes. Si l'espace, à parcourir, est doublé, le premier des deux coureurs sera atteint dans la seconde partie de l'espace ; enfin, s'il est triplé, le premier coureur sera dévancé par le second , et cela parceque c'est moins une grande somme de forces et de résistance que la course exige, dans les fibres musculaires des jambes, que la faculté précieuse de ne renouveler les inspirations qu'après de longs intervalles, faculté due à la capacité du poumon susceptible de contenir une quantité d'air considérable. C'est toujours par la difficulté de respirer que le coureur est arrêté, après avoir franchi un certain espace, et jamais par la fatigue des jambes »

Le saut est également un exercice auquel

on doit habituer les jeunes gens, à cause de son utilité dans mainte circonstance. Le saut se divise en *simple, composé* et *compliqué*; il constitue, dans les gymnases, un exercice aussi varié que favorable au développement des forces musculaires, à la souplesse et à la légèreté. La gymnastique orthopédique met à profit plusieurs espèces de sauts, pour rétablir l'harmonie détruite dans la force et le volume de l'une des jambes. Qu'une jambe, par exemple, soit devenue plus faible et plus mince que l'autre, à la suite d'un accident, qui a exigé son repos prolongé ; on lui rendra sa vigueur et son volume, en faisant pratiquer, à la personne, l'exercice du saut dit *cloche-pied*. (Voyez les traités spéciaux de gymnastique médicale. »

L'escrime est peut-être, de tous les exercices, celui qui met simultanément en jeu l'ensemble des masses musculaires et organiques. Prises pendant une heure, chaque jour, les leçons d'escrime fortifient la constitution, assouplissent les ligaments articulaires et facilitent le jeu des articulations ; mais la nutrition du bras qui agite l'arme et la jambe, sur laquelle s'appuie le corps, étant augmenté, il en résulte une disproportion de volume entre ces deux membres et les deux autres. C'est pour obvier à cet inconvénient que les maîtres d'armes devraient faire changer, de temps en temps, la main à leurs élèves. Quelques minutes d'escrime suffisent pour donner lieu à des phénomènes organiques très-prononcés, tels que l'animation des yeux, du teint; l'accélération des battements de cœur, l'augmentation de la transpiration suivie bientôt de sueurs légères ou abondantes, selon que l'exercice est plus ou moins long-temps continué. L'escrime agit, encore, sur l'ouie et la vision; elle porte aussi son influence sur le cerveau et exerce l'esprit à deviner les feintes d'un adversaire, à les prévenir et à lui répondre par une ruse. Enfin, l'escrime est une gymnastique très-propre à fortifier les constitutions délicates et à donner de l'assurance au maintien.

La **natation**, cette gymnastique, aussi agréable qu'utile, devrait être l'objet d'un enseignement obligé dans les institutions des deux sexes. On aura une idée de l'importance que les Grecs accordaient à la natation, par cet axiome regardé comme très-humiliant pour ceux à qui on l'adressait : *Il ne sait ni lire ni nager.*

L'art de nager embrasse les différentes manières de se tenir en équilibre sur la surface de l'eau, de fendre le flot ou la vague, de s'avancer en ligne droite ou oblique, de se retourner sur le dos, de cesser tout mouvement pour se reposer, etc. De là, les noms techniques de pratiquer la *brasse*, la *coupe*, la *planche*, la *chaise*, de faire le *mort*, etc.

Les effets de la natation dans l'eau de rivière et de mer sont décrits dans un de nos ouvrages intitulé : *Hygiène des Baigneurs.*

Les Grecs et les Romains, beaucoup plus avancés que nous dans l'art gymnastique, possédaient de vastes réservoirs d'eau tiède, où, pendant la saison d'hiver, ils pouvaient s'adonner à l'exercice de la natation, soit comme mesure hygiénique, soit comme moyen de combattre certaines affections.

Aujourd'hui que nous cherchons à marcher sur les traces des anciens, un magnifique gymnase nautique s'élève à Paris, dans l'avenue des Champs-Élysées, où les deux sexes trouveront de vastes bassins et des maîtres pour apprendre un art qui, outre son utilité hygiénique, donne les moyens de sauver sa vie ou celle d'autrui d'une mort que trouve infailliblement, sous les flots, celui qui ne sait pas nager.

Les jeux divers du *billard*, du *ballon*, de la *paume*, des *boules*, des *quilles*, du *volant*, des *grâces*, de la *corde à sauter*, etc., sont tous des exercices propres à développer le physique des jeunes sujets. Ces jeux mettent les organes des sens en action et les perfectionnent, donnent de la légèreté, de la grâce aux mouvements, rectifient certaines habitudes vicieuses, et portent leur heureuse influence sur les membres et le corps ; ils procurent des distractions, une gaîté, dont les effets sont toujours favorables à la santé et à la beauté. C'est au médecin gymnasiarque de savoir en faire l'utile application.

Les effets physiologiques des exercices actifs sur l'organisation humaine se résument ainsi : Augmentation de vîtesse et de force du mouvement circulatoire en général ; accroissement de la vitalité et apport d'une plus grande quantité de sang dans les parties agissantes d'où résulte une nutrition plus abondante et, par suite, un surcroît de forces et de volume; diminution notable des sécrétions intérieures et augmentation de l'exhalation pulmonaire et cutanée. Mais c'est surtout le système musculaire qui devient le siége d'un développement d'autant plus remarquable que les exercices actifs sont plus habilement dirigés et journellement pratiqués.

Nous ferons observer, ici, que l'habitude de se servir constamment du même bras détruit la symétrie des forces et des formes, en augmentant la nutrition de l'un et diminuant celle de l'autre; il arrive alors que le bras qui agit sans cesse acquiert un volume considérable, tandisque celui qui est condamné au repos reste faible et petit. Le seul moyen d'obvier à cette inégale répartition des sucs nutritifs, est de forcer les enfants à se servir, indistinctement, des deux membres. L'habitude, une fois prise, ils deviennent ambidextres.

Exercices passifs.

Les exercices passifs présentent un autre, ordre de phénomènes : les membres sont condamnés au repos, le mouvement est communiqué au corps par une cause extérieure ; alors les muscles, se trouvant dans l'inaction, ne détournent plus, à leur profit, une aussi grande quantité de sucs nutritifs, comme dans les exercices actifs. Toute l'activité vitale se manifeste dans le parenchyme des viscères et surtout dans le tissu cellulaire, où la graisse s'accumule peu à peu ; c'est pour cela que ces exercices sont très-favorables aux constitutions sèches, nerveuses et aux convalescents.

L'exercice de la **voiture** imprime une certaine vigueur aux organes, sans accélérer notablement leurs fonctions. Les mouvements de la voiture facilitent la digestion et l'assimilation des sucs nutritifs, sans occasionner de perte par la transpiration pulmonaire et cutanée. Tous ceux qui ont voyagé en diligence, ont été à même d'observer, après un repas copieux, que les mouvements de la voiture activaient non-seulement la digestion, mais *creusaient* encore l'estomac, excitaient les appétits les plus paresseux et disposaient à manger beaucoup; d'où il résulte que les hommes faisant le métier de conducteurs de diligence deviennent, au bout de quelques années, gras et replets.

L'exercice de la voiture convient à tous les âges, mais particulièrement à l'enfance et à la vieillesse; il est un excellent moyen hygiénique pour abréger les convalescences difficiles, pour réveiller les fonctions assimilatrices, languissantes et rendre au tube intestinal l'activité qu'il a perdue.

La **navigation**, selon qu'elle a lieu en mer ou sur l'eau douce, produit des effets différents. Sur une barque, doucement entraînée par le courant du fleuve, l'homme n'éprouve aucune secousse, aucune sensation pénible; il en est de même de la promenade sur la surface tranquille d'un lac; poussée par les rames, la nacelle glisse légèrement sans que les organes ressentent rien de pénible. Cet exercice n'a donc, pour celui qui reste inactif, que le mérite de la distraction; pour celui qui rame, il sollicite la contraction des muscles et rentre dans la catégorie des exercices actifs.

La navigation sur mer, comme partie de plaisir, a ses avantages et ses inconvénients ; parmi ses avantages on doit citer l'impression causée par la vue de cette immense nappe d'eau, qui bleuit à l'horizon et semble se confondre avec le ciel ; les distractions du voyage, l'air plus frais et plus pur qu'on respire en pleine mer, etc., etc. Parmi les inconvénients, le plus notable est le mal de mer, mal affreux caractérisé par le dégoût des aliments, les nausées, les vomissements convulsifs, par une indicible anxiété, par un abattement profond du physique et du moral. Tous ces accidents cessent d'eux-mêmes aussitôt qu'on est redescendu à terre. Il est, cependant, quelques personnes qui, après le débarquement, éprouvent, quelque temps encore, un peu de malaise, un léger étourdissement qui ne tarde pas à se dissiper.

Des différents moyens proposés contre le mal de mer ou plutôt contre les vomissements, le meilleur est la *position horizontale,*

sur le pont, au grand air ; car si l'on se couche dans l'entrepont et les cabines, les odeurs
de goudron, d'huile, de renfermé, etc., sou-
lèvent le cœur et le malaise continue.

Exercices mixtes, c'est-à-dire tenant le
milieu entre les exercices actifs et les exercices passifs ; le jeu de bague, le vélocifère,
mécanique ingénieuse, qu'on enfourche comme
un cheval, l'équitation, etc. ; nous ne parlerons quede cette dernière.

L'équitation est un art utile et agréable ;
cet exercice convient surtout aux personnes
que l'âge, certaines infirmités ou la position
sociale forcent à une vie sédentaire. L'équitation communique aux organes la force dont
ils ont besoin pour exécuter convenablement
leurs fonctions. Mais c'est particulièrement
sur la nutrition qu'elle exerce une grande influence. De même que les mouvements de la
voiture, les mouvements du cheval, après le
repas, hâtent la digestion. L'observation
prouve que les hommes forcés, par leur état,
à monter journellement à cheval, mangent
beaucoup, assimilent promptement et deviennent ordinairement très-gras.

On a reproché à l'équitation continuelle au grand trot, allure fort rude, d'imprimer de violentes secousses aux organes contenus dans le ventre et la poitrine; de développer l'obésité abdominale et d'atrophier, chez l'homme, les organes de la génération. On prévient ces inconvénients par des ceintures qui soutiennent le ventre, et par l'usage des suspensoirs.

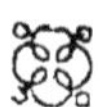

CHAPITRE XVII.

GYMNASTIQUE MÉDICALE OU ORTHOPÉDIQUE.

La gymnastique médicale date d'une haute antiquité. Iccus de Tarente, et après lui, Hérodicus de Sélymbre, réunirent les documents que leur fournit la tradition, et donnèrent à la gymnastique une application plus rationnelle. Hérodicus ouvrit un gymnase, le dirigea lui-même et acquit une grande réputation pour les cures qu'il y opéra. Après lui, vinrent Hippocrate, Proxagoras, Erasistrate, Asclépiade, Dioclès, Théon, Galien, Celse, Diotime, Avicenne, Oribaze, etc., qui soumirent la gymnastique à des règles particulières, et lui imprimèrent de grands progrès.

On reconnait généralement, aujourd'hui, que la gymnastique médicale est un excellent moyen pour prévenir ou corriger les directions vicieuses du système osseux, l'altération, l'imperfection des formes et beaucoup d'autres affections dont la cause existe dans la faiblesse musculaire et la débilité générale. On est étonné des succès inespérés que cette gymnastique obtient, chaque jour, dans les bons établissements orthopédiques. Pour notre compte, nous avons vu une jeune fille, affligée d'une déviation, très prononcée, de la colonne vertébrale, et qui marchait courbée, contrefaite, sortir, au bout de quelques mois, d'un de ces établissements, guérie de son infirmité et marchant parfaitement droite. Le médecin gymnasiarque avait opéré cette cure par le seul exercice des faisceaux musculeux qui languissaient dans un état voisin de l'atrophie.

La faiblesse et le relâchement des muscles, d'un côté du cou, font souvent pencher la tête à certains enfants ; rien n'est plus simple

que d'y porter remède : l'exercice de natation, dit la *brasse*, répété pendant **8** à **10**
jours, suffit, ordinairement, pour rendre la
vigueur aux muscles cervicaux et relever la
tête. Nous devons le dire, à la louange de
plusieurs orthopédistes et gymnasiarques, il
se fait, dans leurs établissements, des cures
miraculeuses.

Le docteur Pravaz, praticien habile pour
tout ce qui concerne les déviations verté-
brales et autres déformations du corps humain, a publié un savant mémoire sur les
moyens propres à opérer la rénovation des
organes et à reconforter les constitutions débiles. Sa méthode qu'il nomme *entraînement
hygiénique*, par opposition à l'entraînement
athlétique, usité chez les Anglais, pour les
boxeurs, peut se résumer ainsi :

1° L'art peut féconder les forces médica-
trices de la nature en dirigeant, ou activant
la nutrition sur tel ou tel organe.

2° Parmi les moyens accélérateurs de la
nutrition, l'air atmosphérique condensé est
un des plus puissants, parcequ'il jouit de la
double propriété de favoriser l'assimilation

d'une plus grande quantité de sucs nutritifs et d'éliminer les matériaux devenus impropres à la nutrition.

3° Un léger exercice, parfaitement dirigé aux heures de la réparation alimentaire, l'inspiration quotidienne de l'air condensé et les affusions, sur la partie déformée, d'eaux minérales froides ou tièdes, selon la saison, constituent l'ensemble des moyens que l'organoplastie peut employer avec le plus de succès.

Cette méthode est rationnelle, car, la plupart des déformations du corps étant produites par un défaut d'harmonie entre le développpement du système osseux et celui du système musculaire, l'indication fondamentale est de favoriser, par une riche hématose, la production de la fibrine qui fait les muscles et la sécrétion des sels terreux qui donnent aux os leur solidité.

Lorsque, par une coupable négligence des parents, le sujet a grandi avec une difformité, avec une déviation osseuse, il arrive souvent que la gymnastique médicale ne suffit plus, pour opérer le redressement des parties déviées ; alors il est de toute nécessité de recourir aux appareils et manipulations orthopédiques. Plusieurs mécaniciens habiles se sont livrés à la fabrication de ces appareils : nous citerons, parmi eux, MM. Charrière et L. Bien-Aimé, orthopédistes en réputation pour le perfectionnement de leurs ingénieux appareils, dont un grand nombre de médecins et chirurgiens se servent avec le plus grand succès.

Malgré l'utilité théoriquement et pratiquement reconnue de la gymnastique comme moyen de développer la force musculaire, de combattre les difformités naissantes et de ramener, à la santé, les sujets valétudinaires, il faut le dire, cette partie essentielle de l'éducation physique n'a pas eu en France une application assez générale. Le gouvernement, qui a déjà beaucoup fait, devrait exiger que la gymnastique s'étendît à tous les points de la sphère universitaire, c'est-à-dire depuis les colléges nationaux jusqu'aux écoles primaires, alors la jeunesse et le pays y gagneraient énormément.

Les anciens législateurs qui travaillaient si

assidûment à procurer à l'Etat des citoyens
robustes, attachaieut la plus sérieuse importance à l'éducation physique des jeunes filles,
comme destinées à perpétuer une génération
saine et vigoureuse ; et cette éducation, sagement dirigée, avait de si merveilleux résultats, qu'aujourd'hui nous regardons comme
idéal cet ensemble harmonieux des formes,
cette beauté majestueuse des marbres anti-
ques, copies fidèles de la nature vivante de
ces époques.

Sans être de ceux qui vont criant que les
hommes d'aujourd'hui sont dégénérés, nous
sommes cependant obligé d'avouer que les
populations des grandes villes sont physiquement inférieures à celles d'autrefois. L'état
d'indolence et d'inertie auquel nos usages
condamnent la plupart des jeunes filles de la
classe élevée, les travaux de manufactures
auxquels sont forcées les jeunes filles de la
classe pauvre et pendant lesquels elles conservent une position assise, accroupie, courbée
plus ou moins gênante, ne peuvent que retarder le développement des organes et s'opposer à la régularité des formes. Malgré les

réglements de police sur le travail des enfants
du prolétaire, on demande à ces frêles créatures plus que leurs forces peuvent donner.
On les envoie, dès l'âge le plus tendre, travailler dans des ateliers sombres et humides,
et ce travail se prolonge quelquefois au-delà
de douze heures par jour! Ces pauvres enfants, victimes de l'avarice des manufactu-
riers ou de la misère des parents, et n'ayant,
pour se soutenir, qu'une nourriture de mauvaise qualité et souvent insuffisante, usent,
peu à peu, leurs forces naissantes; le développement du corps est retardé, et l'organisation
ne pouvant arriver à son degré normal, ne
fournit que des êtres chétifs. Ajoutez à cela
les privations et les vices d'une vie misérable
et vous aurez la raison de cette dégradation
physique dans les grandes villes. Cette classe
d'individus, plus ou moins languissants,
transmettent à leur progéniture les vices de
leur constitution délabrée, et ceux-ci donnent
des fruits plus chétifs encore; de là, cette
foule d'êtres contrefaits, difformes, cacochy-
mes, couverts de gibbosités on infirmités dé-
goûtantes, qui circulent dans les capitales et

répugnent à voir. Ainsi va, s'abâtardissant de jour en jour, la race moderne qui, en bonne conscience, ne saurait être comparée à cette belle et forte race que formèrent les sages lois de Lycurgue et de Solon, et cependant nous ne croyons pas qu'il soit impossible de donner aux jeunes gens d'aujourd'hui la vigueur et la beauté des hommes d'autrefois (1). Si la civilisation actuelle mettait autant de soins à améliorer la race humaine qu'elle en apporte à perfectionner les races d'animaux utiles, sans nul doute l'homme arriverait, en peu de temps, au type Grec et Romain ; l'on verrait disparaître, des villes, ces tristes avortons qui ne viennent à la vie que pour souffrir, inspirer le dégoût ou la pitié, et, avant le terme naturel, aller engraisser la terre de leur triste dépouille.

Il est réellement honteux pour une Capitale, qui se pose à la tête de la civilisation moderne, de voir circuler, dans ses rues, une

---

(1) Voyez le chapitre PROCRÉATION de l'*Hygiène du Mariage*, où sont exposés les principes calligénésiques d'une haute importance, pour obtenir de beaux et de vigoureux enfants.

foule de malheureux, plus ou moins difformes; il est fort désagréable aux étrangers qui
viennent pour admirer le luxe et la splendeur
parisienne, de se heurter, à tous moments,
sur les trottoirs, à des êtres gibbeux, boîteux
ou contrefaits. Quand donc viendra le jour
où le gouvernement, qui encourage avec tant
de générosité, le perfectionnement de la race
chevaline, fera quelque chose pour la race
humaine? Car, s'il est utile d'avoir de beaux
et de bons chevaux, nous pensons qu'il l'est
encore davantage d'avoir des hommes bien
bâtis, vigoureux et pleins de santé.

Il serait moins difficile, qu'on pourrait le
croire, je ne dis pas de faire disparaître complètement, mais de diminuer le nombre des
individus contrefaits. Pour cela, il faudrait
d'abord réviser les lois du mariage, qui pê-
chent en bien des points; il faudrait veiller à
la stricte exécution des ordonnances de police
sur le travail des enfants, dont la durée,
comme nous venons de le dire, dépasse leurs
forces et arrête leur développement physique.
Il faudrait, en outre, fonder des établissements orthopédiques dans les quartiers les

plus populeux, et les médecins de ces quartiers, reconnus par le gouvernement, pourraient, avec l'autorisation des parents, y faire
entrer, gratis, les enfants contrefaits. Comme
il y a beaucoup de parents à qui il répugne de
voir entrer leurs enfants à l'hôpital, et qui,
dans leur sollicitude mal éclairée, préfèrent les
voir grandir, autour d'eux, avec leurs difformités, les médecins auraient la faculté de faire
des bons, pour les divers bandages ou appareils orthopédiques nécessaires, et les appli-
queraient ou les feraient appliquer aux enfants qui retourneraient ensuite dans leurs
familles. Si l'on objectait qu'on donne, aujourd'hui, des bandages gratis aux indigents,
je répondrais que c'est une exception, car, je
puis certifier m'être, bien des fois, arrêté à
regarder avec pitié des enfants difformes, et
lorsque je disais à la mère qu'il était facile de
faire redresser son enfant, qu'on en guéris-
sait de plus maltraités que le sien ; elle me
répondait : « Hélas ! je le voudrais bien, mais
mes moyens ne me le permettent pas ; c'est
tout au plus si j'ai du pain pour nourrir ma
famille. Il n'y a que les enfants des riches qui

sont redressés, ceux du pauvre doivent rester tordus. « Evidemment, si l'on offrait aux mères pauvres de traiter, gratis, leurs enfants contrefaits, il n'en est pas une qui n'acceptât avec reconnaissance. Je ne prétends pas dire que le moyen proposé ferait disparaître tous les êtres difformes et infirmes, mais, j'ai tout lieu de croire qu'il en diminuerait considérablement le nombre. Ce serait, ainsi que nous l'avons déjà dit, un bienfait pour l'humanité et un profit pour l'Etat.

Revenons à la gymnastique, dont les moyens sont réellement merveilleux pour donner la santé, la vigueur aux constitutions faibles ou détériorées. Afin de rendre cette vérité plus sensible, nous rapporterons l'étonnante métamorphose, opérée par le gymnasiarque Clias, professeur à l'académie de Berne, sur un sujet débile et voué à une mort certaine.

« Un enfant, parvenu à l'âge de trois ans, pouvait à peine se soutenir; à cinq ans, sa progression était si imparfaite qu'on était obligé de l'aider avec les lisières pour lui faire faire quelques pas ; ce ne fut qu'après la dentition de sept ans qu'il commença à marcher sans soutien, mais il tombait fréquemment et ne pouvait se relever. Abandonné des médecins, il parvint jusqu'à dix-sept ans, restant presque toujours couché, car les membres inférieurs ne pouvaient supporter le poids du corps : les bras étaient d'une faiblesse extrême et collés sur le tronc ; le rapprochement des épaules comprimait la poitrine et gênait la respiration, les facultés morales se trouvaient complètement engourdies ; la puberté ne s'était manifestée par aucun signe.

» Cet infortuné fut présenté à M. Clias, par plusieurs de ses élèves, qui le supplièrent de le recevoir dans son gymnase : il y consentit. A son admission, le professeur mesura les forces de son nouvel élève ; la pression des mains, appliquées au dynamomètre, égalait, à peine, celle d'un enfant de 7 ans ; les forces de traction, d'ascension et d'élan étaient nulles.

» Il ne pouvait, qu'avec une peine infinie, faire une cinquantaine de pas, et s'affaissait ensuite. Un poids de 10 livres, placé sur ses épaules, le faisait chanceler, et un enfant de six ans le renversait avec facilité.

» Après avoir été soumis, seulement pendant cinq mois au régime du gymnase, la force de pression de ses mains égalait 50 ; il s'élevait à plusieurs pouces de terre avec ses bras et restait ainsi suspendu la durée de quelques secondes ; il sautait trois pieds en largeur, parcourait 163 pas dans une minute et dans le même espace de temps, portait un poids de 35 livres sur ses épaules.

» Deux ans après, cet être, naguère si débile, devenu un vigoureux jeune homme, grimpa, en présence de plusieurs milliers de spectateurs, jusqu'au haut d'un cable isolé ; il répéta la même manœuvre au mât de cocagne ; franchit, avec élan, 8 pieds en longueur et parcourut cinq cents pas en deux minutes. Maintenant, il fait ses trois lieues à l'heure, sans gêne ni fatigue ; les exercices du gymnase ont fait succéder à une maigreur affreuse, un embonpoint convenable et une robuste santé. »

Parmi les gymnases orthopédiques de Paris on distingue celui de M. Pinette, près le jardin du Luxembourg. Guidé par de profondes connaissances, M. Pinette fait, chaque jour, d'heureuses applications de son art au redressement des difformités humaines.

Nous citerons aussi le gymnase du docteur Tavernier, établissement très remarquable au point de vue orthopédique. Cet habile professeur a publié une intéressante brochure où sont relatés les beaux résultats qu'il a obtenus dans son gymnase ; il prévient les déformations osseuses, en faisant jouer les forces musculaires, lorsque la difformité résulte d'un étiolement par défaut d'exercice ; il combat les déviations, en opposant levier à levier, en exagérant l'action des muscles faibles et affaiblissant celle des muscles trop forts, cause ordinaire des déviations ; il vous montre l'adulte chétif et contrefait, à son entrée au gymnase, et en ressortant parfaitement redressé, simple et plein de vigueur. Nous pensons, comme lui, que la gymnastique, convenablement dirigée, est appelée à restituer à notre race dégénérée, cette beauté de formes, cette puissance musculaire et cette santé robuste qui caractérisait les hommes des temps héroïques.

Déjà, depuis longtemps, des voix éloquentes

et nombreuses se sont élevées, en faveur des gymnases, et ont démontré qu'une distribution bien entendue des exercices physiques et intellectuels était de la plus haute importance, dans les pensions d'adolescents des deux sexes. Messieurs les directeurs et professeurs de collège, et Mesdames les directrices d'Institution devraient se pénétrer de cette vérité, qu'il est dangereux de contrarier la nature, dans son travail matériel, par des études intellectuelles difficiles ou trop longtemps soutenues. — La jeunesse a besoin de sauter, de jouer, d'agir incessamment pour favoriser les mouvements de la sève qui circule dans ses organes ; la position assise, le repos ou le travail de tête prolongé lui sont également contraires. A cet âge, les heures de récréations doivent être longues, et celles d'étude très courtes ; les maîtres devraient exciter, aux exercices gymnastiques, les enfants qui, par une émulation intempestive, étudient au lieu de jouer ; ils devraient savoir, qu'en général, les enfants trop studieux ont une santé chétive, chancelante, que les enfants joueurs se font remarquer par leur pétulance et leur belle santé.

O instituteurs! respectez les lois physiologiques, laissez le corps franchir le passage difficile de la puberté, alors vous pourrez exciter, sans danger, l'émulation de vos jeunes élèves, aux travaux de l'intelligence; alors vos leçons seront mieux comprises et les fruits de l'étude beaucoup plus abondants. Rappelez-vous que les enfants d'Athènes et de Rome étaient tenus de fréquenter les gymnases tous les jours; et n'oubliez pas que, de ces deux villes, sortirent les plus grands hommes de l'antiquité.

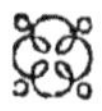

CHAPITRE XVIII.

—

Dans nos divers ouvrages traitant de la beauté physique : *Hygiène des Cheveux: — Hygiène du Visage et de la Peau ; — Hygiène des Pieds et des Mains, de la Poitrine et de la Taille ; Hygiène de la Voix (sous presse)*, nous avons exposé les signes physiognomoniques fournis par chaque région, chaque partie et chaque trait du corps ; nous terminerons cet ouvrage par des aperçus qui donneront, au lecteur, une idée nette de la physiognomonie et le mettront à même d'en faire une application facile.

La **physiognomonie** est l'art de connaître l'homme intérieur par l'homme extérieur, c'est-à-dire d'arriver à une juste appréciation de ses facultés, de ses sentiments et
passions, par les signes, les qualités, les mouvements de son visage et des autres parties de
son corps ; par son langage, ses gestes, son regard et toutes ses actions.

Depuis Aristote et Pline jusqu'aux immor-
tels travaux de Lavater ; et depuis ce dernier jusqu'à nos jours, l'immense série d'observations et d'applications physiognomoniques, faites par une foule de savants, ne laissent
aucun doute sur la réalité de cet art. Mais,
pour que le lecteur puisse en acquérir la con-
viction, nous lui découvrirons les bases solides
sur lesquelles l'art physiognomonique est
assis.

Il est désormais avéré que les idées, sentiments, passions et déterminations ne peuvent
avoir lieu sans être accompagnés de mouvements dans les fluides et solides de l'individu,
d'où il résulte que rien ne peut se passer à l'intérieur sans qu'il y ait réflexion, plus ou
moins sensible à l'extérieur. Nos facultés

actives ont, à l'intérieur, des foyers où elles se développent , et à l'extérieur, d'autres foyers correspondant aux premiers. Ces seconds foyers, tels que les yeux, la bouche, le front, etc., sont autant de miroirs où les impressions morales viennent se réfléchir.

Pour bien étudier les signes physiognomoniques d'une passion, il faut choisir des sujets chez lesquels ces signes se montrent très apparents, par la raison que les mouvements extérieurs étant proportionnels aux mouvements intérieurs, l'énergie des premiers doit se trouver en rapport avec l'énergie des seconds.

Une fois que ces signes seront parfaitement connus, si l'on rencontre des sujets qui les offrent, il deviendra facile d'inférer qu'ils possèdent à tel degré, telle heureuse faculté, telle bonne qualité, ou qu'ils sont enclins à tel ou tel vice, selon l'énergie des signes. La succession et la réciprocité des mouvements vitaux, la sympathie ou retentissement d'un organe à l'autre, ne permettent pas de méconnaître ses relations intimes, qui existent entre le physique et le moral.

Pendant la première jeunesse, les organes
et les tissus étant doués de souplesse et d'une
grande élasticité, les signes passionnels résul-
tants des contractions musculaires, s'effacent
aussitôt que le stimulant cesse d'agir ; mais à
un âge plus avancé, ces contractions, étant
souvent renouvelées, les traits tirés par elles
reviennent plus difficilement sur eux-mêmes;
une légère empreinte commence à se montrer.
Bientôt les rides se forment et, en peu de
temps, des sillons indélébiles se creusent sur
la peau du visage. Alors, c'est en vain que
l'égoïste et l'avare cherchent à faire croire à
leurs libéralités, à leur dévouement ; que
l'être vicieux parle de ses vertus ; le poltron
de son courage, l'orgueilleux de sa modestie;
l'histoire de leur vie est ineffaçablement
écrite sur leur face, le physionomiste y lit
toutes les hontes, les turpitudes, toutes les
basses passions qui les ont dévorés et dé-
gradés.

Les oppositions et comparaisons de forme,
d'expression, d'allure, de mouvements de
certains animaux avec la physionomie et les
actions de l'homme, fournissent des indica-

11

tions très précieuses que Camper a parfaitement démontrées. Ainsi, il est rare que les
hommes, dont la physionomie a quelque rapport avec celle du Tigre, du Lion, du Bouc,
du Singe, du Mouton, etc., n'offrent pas des
penchants qui se rapprochent des instincts de
ces animaux. Etudiez cet individu à la figure
de chat, vous le trouverez hypocrite et per-
fide; cet autre, à la figure de renard, sera
fin, rusé, trompeur. — Le cri retentissant de
l'âne ressemble assez à ces grands éclats de
voix de certains orateurs, dont la seule éloquence réside dans la force de leurs poumons.
Les mouvements du dindon, faisant la roue,
peuvent aussi être comparés aux mouvements
circulaires de ces fats insipides qui mendient,
sur les boulevards ou dans les soirées, une
sotte admiration et quelques applaudisse-
ments pitoyables.

Ainsi donc, d'après les démonstrations qui
précèdent, la valeur réelle des signes physiognomoniques, ne saurait être révoquée en
doute; mais il ne serait ni sage ni rationnel
de croire à leur infaillibilité, et de juger, en
dernier ressort, des qualités bonnes ou mau-

vaises des individus, de leur accorder ou de leur retirer sa confiance sur l'autorité de quelques signes. Sans doute, la physiognomonie apprend à connaître, assez vîte, les personnes qu'on fréquente, sans être obligé d'attendre l'expérience ; elle découvre ou fait pressentir leurs qualités bonnes ou mauvaises, leurs penchants au bien ou au mal. Néanmoins, on ne doit jamais asseoir son jugement sur un seul signe, car plusieurs signes sont nécessaires pour tirer une conclusion, et encore ne conclura-t-on pas de ces signes aux intentions dernières, mais seulement aux penchants et inclinations qui dérivent de l'organisation générale.

Telle est la réserve qu'on doit mettre dans l'induction physiognomonique pour éviter les regrets inséparables de l'erreur.

TABLEAU RÉSUMÉ

DES SIGNES PHYSIOGNOMONIQUES.

A l'exemple des sculpteurs et peintres, nous diviserons le corps humain en trois régions : la *tête*, le *tronc*, ou torse, et les *membres*, ou extrémités.

TÊTE.

Grosse Tête : Annonce un sujet paresseux, dormeur, sot, entêté. — *Petite tête sur un grand corps* : imagination vive, ardente, coloriée ; jugement peu sûr, esprit plus brillant que solide ; caractère irascible, emporté. indocile. — *Tête moyenne* : jugement sain ; imagination médiocre ; caractère égal, posé ; esprit sage, réfléchi.

Une petite tête, bien conformée, vaut mieux qu'une grosse tête disproportionnée avec le reste du corps. On regarde, comme bien conformée, une tête oblongue, convexe à la région frontale et occipitale, un peu aplatie sur les tempes, et offrant une forme ovalaire dans sa coupe horizontale. En général, la convexité des régions antérieure et postérieure de la tête, sont un signe de vivacité d'esprit, et d'un caractère ardent, d'une brillante imagination; l'aplatissement et la concavité de ces régions indique un esprit moins vif, mais un jugement rassis, un caractère égal et modéré.

Port de la Tête. — *Raide sur le cou, jetée en arrière* : jugement faible, caractère opiniâtre, arrogant, emporté. — *Baissée* : lenteur, paresse, timidité, esprit méditatif. — *Droite* : jugement sain, caractère égal, ferme sans dureté.

Face *large et plate* : paresseux, idiot, stupide, — *Très petite et convexe* : vif, mobile, rusé, querelleur. — *Large et carrée* : caractère faible, peu d'esprit. — *Ronde* : esprit inventif; caractère emporté, colère. — *Ovale* : jugement sûr, caractère égal.

Front. — *Plat et disproportionné* : esprit lent, paresseux. — *Petit et convexe* : esprit vif, caractère prompt et emporté. — *D'une grandeur médiocre* : spirituel, généreux. — *Ridé, refrogné* : pensif, soucieux, avare, ambitieux. — *Bas* : rusé, hypocrite, méchant. — *Poli* : spirituel, flatteur. — *Proéminent* : imagination vive ; esprit profond. — *Raboteux* : esprit tortu, caractère rugueux, âpre, mauvaises mœurs.

Tempes. — *Convexes* : peu d'esprit. — *Légèrement caves* : esprit délié, ouvert. — *Velues* : lascif, gourmand. — *Sillonnées de veines* : caractère prompt à s'emporter.

Sourcils. — *Arqués, larges, épais et se touchant* : orgueilleux. colère, entêté, audacieux. — *Petits et fins* : esprit timide. — *Horizontaux et minces* : caractère gai, ouvert ; esprit agréable et délié.

Paupières. — *Longues, épaisses* : peu d'activité, dormeur. — *Grosses, ridées* : esprit lourd ; effronté. — *Très mobiles* : caractère timide ; esprit versatile.

Yeux. — *Grands et langoureux* : caractère bon et confiant ; esprit médiocre. — *Petits et pétillants* : esprit plein de verve ; caractère vif, beaucoup d'activité et de pénétration. — *Moyens et brillants* : bon cœur, esprit sage, âme généreuse. — *Très saillants* : beaucoup de mémoire ; peu de jugement ; caractère faible. — *Petits et enfoncés* : esprit fort ; caractère énergique. — *Gros et larmoyants* : Faiblesse d'esprit, perfidie, sensualité. — *Bien fendus, secs et brillants* : orgueilleux, emporté, opiniâtre ; imagination forte. — *Taillés en amandes et un peu humides* : cœur aimant, langoureux, esprit facile ; caractère faible et bienveillant. — *Ternes et blanchâtres* : esprit paresseux, timide ; cœur froid, égoïste. — *Gris* : esprit solide ; caractère obstiné. — *Rouges* : ambitieux, avare, ivrogne, brutal. — *Noirs, étincelants* : spirituel, courageux, téméraire. — *Bleus* : Excellent cœur ; caractère doux ; esprit calme et confiant.

Prunelles. — *Très larges* : esprit et caractère faible. — *Inégales* : esprit tortu, caractère bizarre. — *Fixes* : esprit absorbé, contemplatif. En général, les yeux qui se meuvent rapidement annoncent un caractère vif ; ceux qui se meuvent lentement indiquent un esprit paresseux, un tempérament lourd. Dans l'*Hygiène du Visage*, nous avons démontré, avec détail, que les mouvements de l'œil décelaient les mouvements du cœur et de l'âme.

Oreilles. — *Très petites* : timide, craintif. — *Très grandes* : peu d'intelligence. — *Rouges* : sensuel, pudibond. — *Pâles* : dédaigneux, effronté. — *Détachées* : doux et docile. — *Plates et collées sur le crâne* : opiniâtre, indocile, peu aimable.

Nez. — *Grand et aquilin* : jugement sain; caractère ferme. — *Long, en éteignoir* : esprit lent; imagination faible; envieux, dépréciateur, satyrique. — *Camard* : suffisant, dédaigneux, caustique, railleur, impertinent. — *Court, gros et rouge par le bout* : colère et brutal. — *Très petit, retroussé* : esprit moqueur, inconstant, curieux, frivole, peu de caractère.

Narines. — *Larges et très ouvertes* : arrogant, emporté, sensuel. — *Longues et pointues* : esprit subtil et sagace; caractère contentieux. — *Retirées en arrière et relevées* : petit esprit, dédaigneux, vain.

Bouche. — *Grande* : audacieux, intempérant, glouton. — *Petite* : sobre, timide. — *Un peu ouverte* : simple et naïf. — *Béante* : idiot, pussillanime. — *Lèvres fines, horizontales* : finesse d'esprit, bon naturel. — *Lèvres*

minces : méchanceté, avarice. — *Epaisses,
la supérieure avancée* : caractère lent, paresseux. — *Lèvre inférieure grosse et pendante* :
penchants lascifs, esprit grossier. — *Commissures relevées* : caractère froid, dédaigneux.
— *Lèvres en chevron peu brisé* : doux, tendre,
compatissant. — *Arc de la bouche, dont la
convexité est tournée en bas* : caractère faux
et vil. — *Lèvres pincées* : bourru, quinteux,
caustique.

Dents. — *Serrées* : caractère dur, entêté.
— *Longues et aigues* : audacieux, vorace.
colère. — *Petites, plates, séparées* : faible et
timide.

Menton. — *Long et carré* : bavard, indiscret, curieux. — *Rond* : doux et timide. —
Fourchu : caractère aimable ; esprit gai.

Barbe. — *Douce et luisante* : amoureux,
tendre, sociable. — *Epaisse et noire* : jugement sûr, caractère ferme. — *Rude, hérissée* :
caractère raide, emporté, revèche, opiniâtre.

Cou. — *Gros et court* : esprit grossier. caractère brutal. — *Long et mince* : rusé, spirituel. — *Sillonné de grosses veines* : emporté, fougueux. — *Raide* : revèche, dur.

opiniâtre. — *Penché en avant :* pensif, triste ou timide.

Les lignes horizontales du visage indiquent généralement l'équilibre, l'harmonie du physique et du moral ; un esprit posé, un jugement sain, des passions douces. Au contraire, les lignes arquées, tortueuses décèlent un caractère hautain, fier, dédaigneux, difficile, opiniâtre. Les lignes arquées et dont la convexité est tournée en bas, désignent un naturel timide, un esprit rusé, un caractère faux.

Les visages empreints de timidité, de douceur, de finesse et dont les muscles ont beaucoup de mobilité, se rapprochent du sexe féminin. Les visages qui sont fortement sculptés, dont les traits ont quelque chose de rude et d'énergique, se rapprochent du sexe masculin.

Une circonstance essentielle dans l'étude de la physiognomonie, c'est l'observation suivie des relations et rapports qui existent entre certains traits et certaines formes. Ainsi, telle espèce de nez s'accorde parfaitement avec telle partie secrète ; telle lèvre avec telle autre; telles mains avec tels pieds, et *vice versâ* : en sorte qu'un observateur exercé peut, en classant les diverses formes visibles, propres à chaque partie du corps, deviner, à peu près, la forme des parties qu'il ne voit point. Par exemple, les sujets qui, dans leur jeunesse, ont un nez long et aquilin, se font remarquer, plus tard, par la longueur de leurs jambes et de leurs pieds, quelquefois de leurs mains. Il existe des physionomistes qui, en examinant, par derrière, une femme marcher, connaissent, à peu de différence près, la conformation des traits de son visage et de sa poitrine.

TRONC OU TORSE.

Tronc. — *Carré, large à sa base :* Fort, robuste, courageux. — *Bombé sur le devant, poitrine aîlée :* esprit délié, tête active, penchants amoureux, santé faible. — *Etroit à sa base :* fatuité, sottise.

Epaules. — *Larges et fortes :* constant, ferme, énergique. — *Etroites et petites :* faible, timide, rusé, imagination vive.

Poitrine. — *Large et carrée* : esprit solide, caractère ferme. — *Etroite et resserrée :* rusé, timide, amoureux. — *Charnue* : paresseux, lent, caractère indécis; esprit féminin. — *Velue* : cœur chaud, lascif.

Côtes. — *Epaisses et larges* : force physique, courage, fermeté de caractère. — *Etroites et faibles* : timide, efféminé. — *Proéminentes* : indiscret, bavard.

Mamelles. — *Grasses, pendantes* : mou efféminé; timidité, poltronerie. — *Hautes et fermes* : vivacité, courage, fermeté.

Ventre. — *Large et plat* : jugement sain, force de caractère. — *Etroit* : prévoyant, timide. — *Gros* : gourmand, intempérant, bavard. — *Velu* : tempérament chaux, voluptueux, lascif.

MEMBRES OU EXTRÉMITÉS,

Les extrémités musculeuses et tendineuses, solidement articulées, annoncent la force physique; lorsqu'elles sont courtes, charnues, arrondies, elles dénotent un caractère timide.

Jambes. — *Grêles et nerveuses* : penchants amoureux. — *Petites, arrondies* : mollesse, timidité. — *Mollet haut et carré* : force, courage. — *Bas et allongé* : faiblesse, pussillanimité.

Mains et Pieds. — *Longs, larges, carrés, fortement articulés* : caractère ferme, esprit solide. — *Courts, étroits, arrondis* : cœur et esprit faibles. — *Doigts effilés* : douceur, générosité. — *Doigts noueux et crochus* : égoïsme, avarice, usure ; âme vile et grossière.

SIGNES OFFERTS PAR LA PEAU.

Couleur. — **Teint**. — Un grand nombre de physionomistes ont observé, dans l'échelle humaine, que la *transparence des chairs et la pureté du teint* annonçaient un caractère ouvert, un esprit gai, d'heureux penchants ; qu'au contraire, une *couleur sombre*, un *teint jaunâtre, plombé*, annonçait un esprit sérieux, concentré ; un caractère chagrin, sombre et pensif. Cela nous semble con-

forme à la vérité, car, les passions compres-
sives : la crainte, la colère, la haine, la jalou-
sie, l'envie, etc., altèrent ou effacent ces frai-
ches couleurs, apanage de l'enfance et qu'entretiennent les passions expansives. On sait
que la *fraîcheur du teint* et la *souplesse de la
peau*, indices de santé, de jeunesse, disparaissent devant les passions tristes, la maladie et
la vieillesse. — Une couleur *blafarde*, inani-
mée, indique un défaut d'énergie physique
et morale. — Une couleur *gros-rouge*, sur
toute la face, décèle un naturel violent, emporté, ou la passion du vin. — Les *changements de couleur, prompts et fréquents*, sont
le signe d'un esprit mobile, précipité, d'une
grande vivacité de caractère, et de sensations
aussi vives que rapides. Chaque passion ayant
sa couleur et sa teinte, si une personne
change promptement et souvent de couleur,
c'est une preuve qu'elle change fréquemment
de passions et de résolutions.

La *finesse*, la *douceur* et le *poli* de la peau
annoncent un caractère doux, un esprit liant
et facile. — La *rudesse* et les *inégalités* de la
peau indiquent un esprit âpre, revêche ; un
caractère fort inégal.

Les plis et sillons de la peau fournissent des signes très caractéristiques ; ainsi les *plis horizontaux* sont propres aux esprits sages, modérés, aux naturels bons et tranquilles.

Les *plis obliques et tortueux*, qui se croisent comme des hachures, révèlent un esprit rusé, versatile, irrésolu, plus subtil que juste ; tels sont les courtisans et ceux qui leur ressemblent. Ils ont beau dissimuler leur naturel, le physionomiste aperçoit, dans ces plis, ce qu'ils ont été et ce qu'ils sont.

L'endroit, où se forment les plis, a beaucoup d'importance. En général, les *plis verticaux* sont de mauvais augure, surtout lorsqu'ils se trouvent à la base et à la racine du nez, aux commisures de la bouche, au-dessous des yeux et près de leur petit angle. Le *pli vertical* qu'on voit au coin de certaines bouches et qui se forme sous l'influence du rire et de la malignité, est toujours un mauvais signe. Les *plis horizontaux* et, particulièrement, ceux du front annoncent, au contraire, de bonnes qualités.

Les poils et cheveux, espèce de végétation animale, dont la peau est le champ, partici-

pent nécessairement des qualités du sol. —
Les *poils rudes, redressés,* sont le signe d'un
esprit âpre et difficile; d'un caractère opiniâtre, dur et brutal. — Les *poils et cheveux
doux* parlent en faveur de l'esprit et du caractère.

La *couleur foncée* du système pileux, ainsi
que son abondance, indiquent généralement
l'énergie morale et la force physique. La *couleur claire ou blonde* est l'indice, hormis les
exceptions, d'une force et d'une énergie moins
développées; de passions tendres, d'un esprit
et d'un caractère pleins de douceur.

Les *cheveux roux* font pressentir des penchants cruels, un caractère violent, emporté,
jaloux, très irascible et, par fois, fougueux.
D'autres fois, au contraire, les roux sont pa-
tients, doux, tranquilles et d'une bonté remarquable. Ces contrastes qu'offrent les sujets
à cheveux roux, ont donné lieu au proverbe
vulgaire : *Les roux sont tout bons ou tout
mauvais.*

Enfin, les observations de tous les physionomistes, anciens et modernes, s'accordent sur ce point, que la masculinité ou tem-

pérament de la force, de l'énergie, de l'intrépidité, se rencontre dans un *teint brun* et dans un *système pileux, brun ou noir*, très abondant ; tandisque les *teints blancs, clairs, rosés* avec des *cheveux blonds* ou *cendrés*, appartiennent à la féminité.

SIGNES OFFERTS PAR LA VOIX.

La clé, le ton, le mode et le timbre de la voix, dans l'échelle musicale, répondent à leurs analogues dans l'échelle morale; de manière qu'on peut appliquer, à l'esprit et au caractère, les qualifications propres à la voix.

Une voix *aigue, plaintive* fait reconnaître une âme faible et compatissante.

Une voix *grave, forte, uniforme* révèle un esprit solide ; un caractère égal et ferme sans dureté.

Une voix *haute*, à *timbre criard*, de même qu'une voix *basse* et *rude* sont également l'indice d'un esprit difficile, d'un caractère hautain, peu aimable.

Une voix *sonore* et *douce* se rencontre ordinairement chez les personnes affectueuses, bienveillantes, et d'un commerce agréable.

La voix *double*, dans la même personne, c'est-à-dire une voix de *basse* et de *soprano*, dénote un caractère double et changeant, un esprit léger, peu solide ; car, ces deux voix réunies, chez la même personne, semblent dire qu'elle peut être dominée par deux passions contraires.

La voix, qui va toujours en *montant*, désigne un sujet facile à s'emporter. La voix qui va, au contraire, toujours en *baissant*, annonce un caractère faible, se décourageant au moindre obstacle. Dans le premier cas, la tension des cordes vocales représente l'irritabilité ; dans le second cas, le relâchement des cordes indique l'affaissement.

Les *fréquents changements de ton* annoncent de fréquentes inégalités dans l'esprit et le caractère.

SIGNES OFFERTS PAR LES MOUVEMENTS EXTÉRIEURS OU GESTES.

Si les gestes ne sont que la manifestation des mouvements intérieurs, ils devront être égaux à la force ou à la faiblesse de ces mouvements, et les rendre avec plus ou moins de fidélité. Le rapport entre les quantités de mouvements, dépend, dans la machine humaine comme dans toute autre machine, de la puissance et de la résistance. On peut, figurément, traduire la puissance par l'instinct et la résistance, par l'éducation ou le milieu dans lequel on vit. On sait que les personnes vives, irritables, emportées, et que l'usage du monde n'a pas redressées, ont la mauvaise habitude de gesticuler en parlant et de toucher leurs interlocuteurs, quelquefois même assez rudement. Les paysans expriment leur amour par des gestes dont la brutalité laisse souvent des traces; leurs caresses ressemblent à des coups et feraient crier de douleur nos délicates citadines.

Les *mouvements durs, saccadés, brusques, anguleux* annoncent un caractère irritable, impatient, opiniâtre, aggressif.

Les *mouvements mal développés, lents, embarrassés*, indiquent un esprit inculte, lourd, stupide. Mais si ces mêmes mouvements sont entremêlés de *mouvements vifs* et *bien dessinés*, ils dénotent la gêne, la timidité par le manque d'usage. Faute de cette distinction, il est facile de confondre un homme d'esprit, timide et gauche, avec un sot.

Les *mouvements doux, arrondis, modérés*, sont l'indice d'un esprit cultivé, d'un caractère aimable et de la connaissance parfaite des usages du monde.

Les *mouvements énergiques* sans brusquerie, *égaux* et *carrés* annoncent la solidité de l'esprit et la fermeté du caractère.

Les *mouvements graves et larges* révèlent un esprit sérieux, réfléchi et un caractère posé.

Les *petits mouvements prétentieux, visant à l'effet, coquets* en apparence, mais, *compassés, symétriques* et simpiternellement les mêmes, donnent une idée fort triste de la valeur intellectuelle de l'individu.

Les mouvements du visage, et particulièrement ceux des yeux, retracent assez fidèlement les mouvements du cœur et de l'âme. On trouve dans l'*Hygiène du Visage* une étude fort intéressante du langage des yeux ; nous y renvoyons le lecteur.

En général, les *grands mouvements*, et surtout ceux du visage, sont regardés comme signes défavorables ; ils décèlent un sujet à passions violentes, et qui n'a point la force de leur résister. Les grands éclats de rire signalent ou une âme faible, qui se laisse dominer par les évènements, ou une âme pétrie de méchanceté, qui se réjouit des malheurs d'autrui. On peut dire que la bonté et la sagesse sont en raison inverse de l'amplitude et de la durée du rire.

Les *fréquents changements* dans l'étendue, la force, la vitesse et la durée des gestes et mouvements sont l'indice d'un esprit et d'un caractère très mobiles.

Le physiognomoniste exercé, praticien, considère moins la signification conventionnelle, ou acquise, que l'expression naturelle des gestes et mouvements. Son habitude de discerner les uns et les autres lui permet de déterminer le genre, le degré, la durée des passions et affections de l'individu qu'il explore; de deviner ce qui se passe en lui, et ce que seraient ses paroles ou ses actions s'il venait à parler ou agir.

Tels sont les aperçus physiognomoniques, débarrassés de tout détail inutile, que nous donnons à nos lecteurs, en leur renouvelant la recommandation d'être sobres de jugements précipités et, surtout, d'être très réservés dans leurs conclusions; car, si la physiognomonie, sagement appliquée, est d'un grand secours dans une foule de circonstances, elle peut aussi, par des applications contraires, intempestives, devenir la source d'erreurs fort déplorables.

TABLE

DES MATIÈRES CONTENUES DANS CE VOLUME.

Imprimé chez Aug. Veysset, d'Clermont-Ferrand.

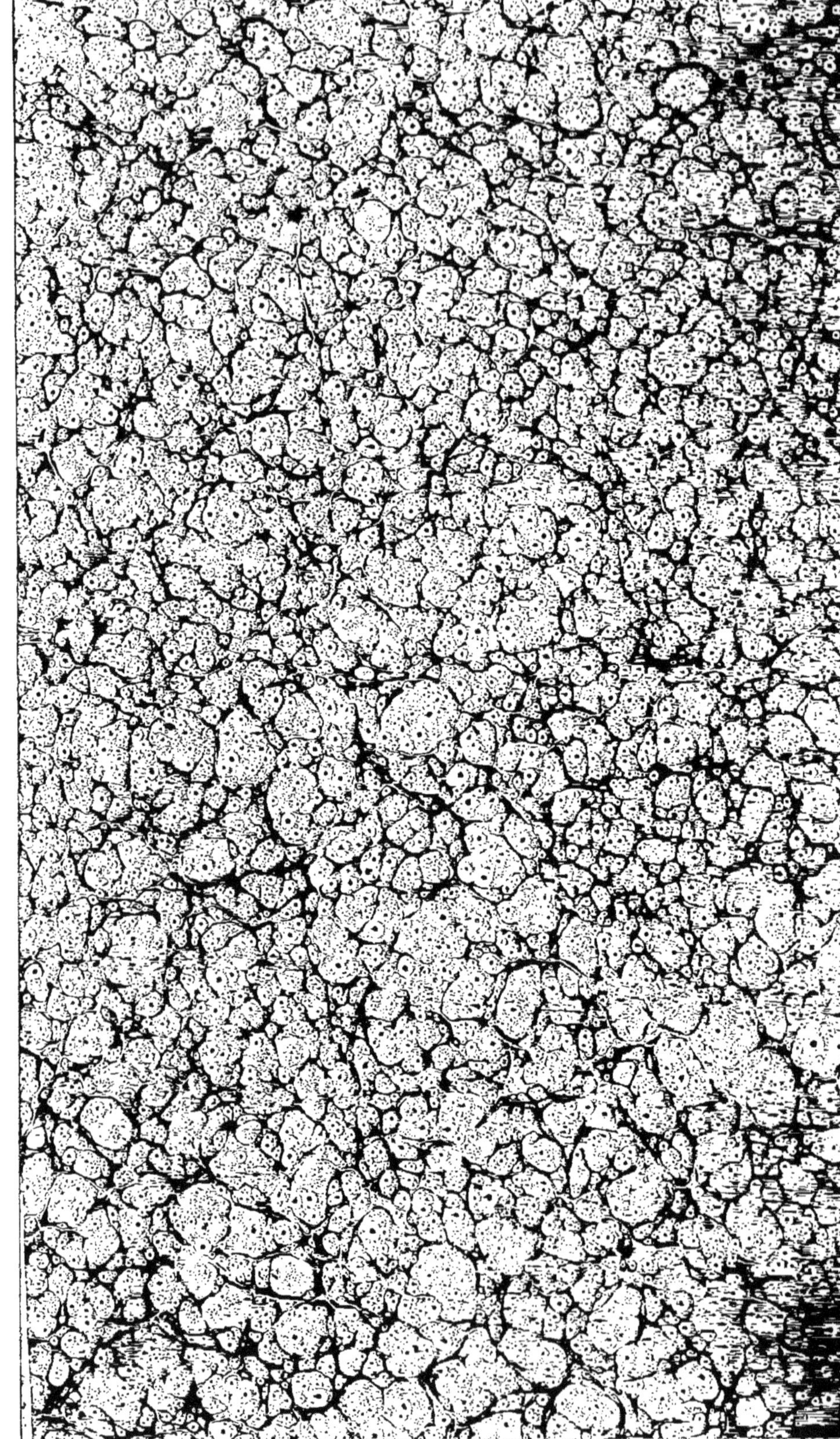

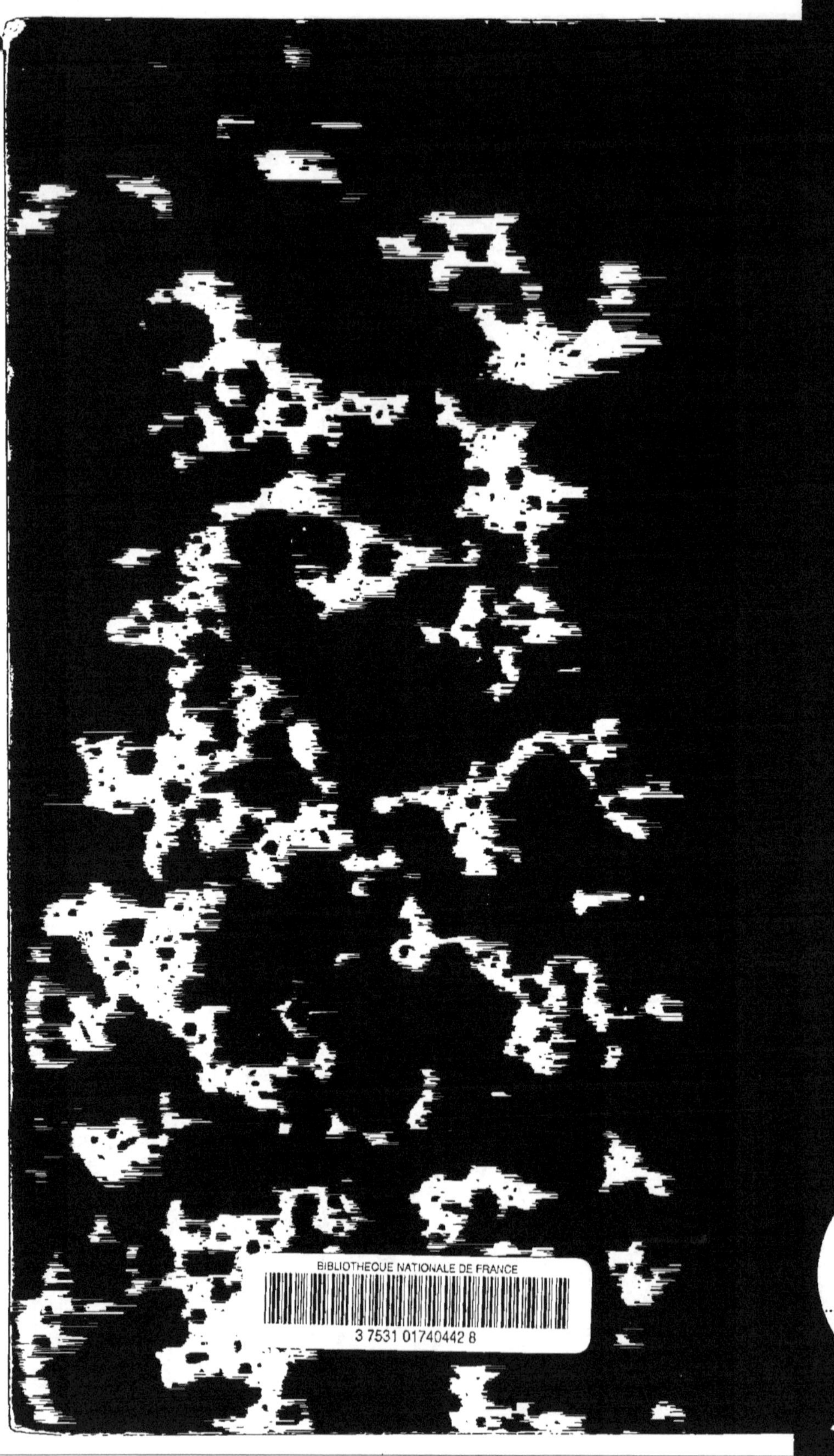